治病尋根

養生界最強的自然療法

經絡共振醫學創辦人
宣印 SHAUN 著

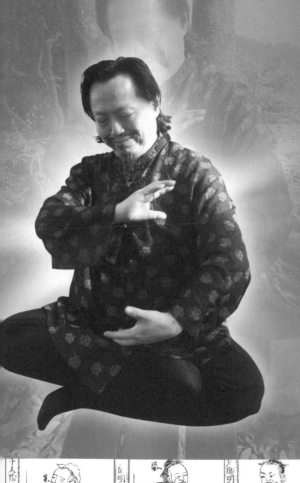

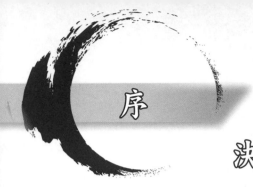

決心才能治好

嘿 親愛的 經絡拳最愛你

人先是能量才有身體
呼吸養生的最佳節奏
採用深長而緩慢的呼吸
養氣於一呼一吸 6.4 秒

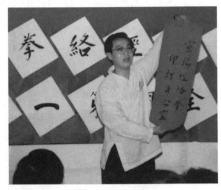

1994 攝於台北忠孝東路養生教室

做夢呼吸 自我打氣 深 長 勻 細
做夢打氣 能調整身體的經絡線路
打氣做夢 光熱和不明能量進入生命狀態

決心

決心對要做的使命和工作
我的決心轉化成光粒子
保持高度的警覺性
對正在發生中的靈性能量
導引淨化人類行為與需求
所有一切 看到的 聽到的 讀到的訊息

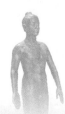

都會以光粒子的形式而存在
光粒子會順從心靈的條件狀態

當我十六歲時　父親肝病去世
我相信我將會創立經絡拳　我少年時就知道
造物的能量「雙手」等同「光的能量」
我將會在五十歲過後實現這些「決心」
即使不是完全的顯而易見的也將完成

過去來過的人並沒有死
雙手的光粒子　幫他們都轉化成了「光」
他們仍然存在的　返回到原來的能量形式

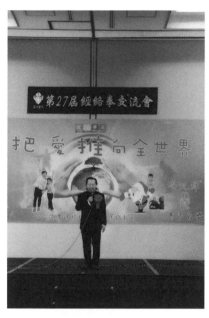

2016 攝於愛家會　台北國際會議中心

決心　依照我所指定的時間睡著和醒來
如果我做了什麼我自己不明白的
我會讓自己在我的夢中　想這是啥
從而在夢中找到白天解決的好辦法
喜悦禪　能量治療 + 經絡拳　身體治療

治病

經絡是一種會思考的有情靈體
如果我們不是自我中心的人
我們就會明白經絡的訊息
人的呼吸須遵守宇宙的呼吸

我可以從需要超努力辛苦工作後
只要打氣睡兩小時後　完全恢復

疾病是幻覺
打氣能超越
病是由於生命力耗竭
累積在身心毒素因素

靈性可以治癒大多數的疾病
人有時候是必須吃點苦與痛
生病—我並沒有失去什麼
反而只是獲得而已—靈量

決心才能治好一切疾病

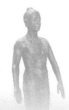

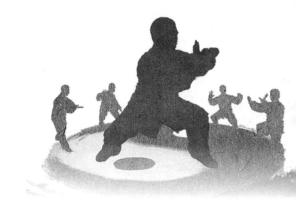

大能女

未來宇宙之中的能量

提供這靈性能量—大能

最大的掌握者將是女人

享受地球上將近三百年和平

女人的光會重生成為新的光

在宇宙中存在著永生的能量

稱之為「宇宙大能」會轉化

能量永遠在「轉變」之中的

女人特愛「經絡拳」才得到醫治與主導

經絡拳 是有家庭者幸福的泉源

經絡拳 是被社會人們發現的最好玩的玩具

我一生享受愛玩

一個「愛的遊戲」玩了整個人生

 宣印　2017/12

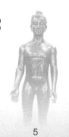

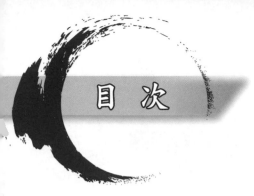

目 次

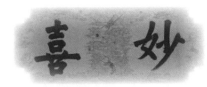

1 私藏 26 招「根治訣竅」這樣做

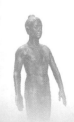

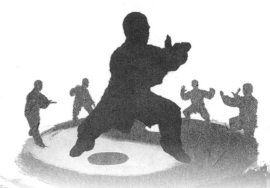

影片上傳 Facebook ＋ Youtube 傳授給大家→歡迎使用手機平板電腦 QR code

2　經絡拳共振醫學幫你「尋根治痛」

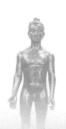

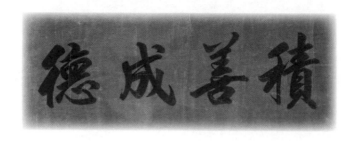

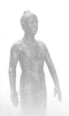

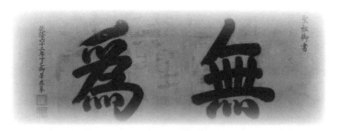

3 經絡拳《易經筋》十四勢

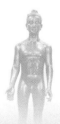

＜愛你＞歡迎你加入 525 俱樂部！

本書分為三大篇：【根治訣竅篇】、【尋根治痛篇】以及【易經筋篇】。幫助你循序漸進學會 26 招「根治訣竅」的理療方法（線上影片教學 QR）；「尋根」而「治痛」，準確克服病痛點；操練「易經筋」打造底氣，提升身體素質。

> STEP 1.　　私藏 26 招「根治訣竅」這樣做
> STEP 2.　　經絡拳共振醫學幫你「尋根治痛」
> STEP 3.　　經絡拳《易經筋》十四勢

歡迎你加入「525」俱樂部，「我愛我」的俱樂部，希望你買了《治病尋根》這本書，要告訴自己，有自信，治好身體疾病！

「525」俱樂部，無論你的興趣是打氣俱樂部、灸療俱樂部，或者是經絡拳俱樂部，重點是讓「愛」成為你人生運轉的正能量，更是你健康人生的轉捩點。瞭解自己，進一步接納自己、認同自己。

我打經絡拳！我願意把時間留給自己，我是真正為自己而活的人，而不是為了別人。不管面對多大的挑戰，我要把喜悅活絡到每個細胞！

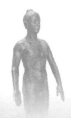

學習如何跟自己相處，就已經進入到了「愛」的俱樂部了，就如同，當你想要被愛之前，你要先學會如何愛好你自己。愛自己！你要學會如何的打氣，打氣經絡，過程中或許要承受痠痛，或者有適度的壓力，但是會讓身體更有能力接納身體上的負荷或是痠痛，你會比過去更健康。

　　「愛」，也經常是在經歷許多挫折，承受不同打擊，進而鍛鍊出更強壯的自己。在俱樂部裡，你可以找回真實自在的自己。當你開始在談「愛」，正是在處理你可能不愛自己，或者跟別人有敵對的關係。

　　做自己、愛自己是不容易的，但是只要你開始行動的那一刻，你就不容易生病。你一旦累積了不良習慣、不良情緒，就容易導致各種疾病，而醫療所能提供的資源卻是有限的！因此治病，並不是去除表面上的症狀，而是從內在的心境和觀念的改變。

　　比方說，突然體重過重，可能是脾經出了問題；排便不良，可能是大腸經出了問題；走路腿痛，可能胃氣虛；下樓梯腿沒力、腿痠，可能膀胱經不通；口渴，可能是腎虛了。

你不是要治病，治病是救不了命，也改不了運勢的。你是學會「愛自己」，開始認識自己，從身體需要被照顧的經絡，從打打「氣」著手。換句話說，愛自己，應該從你身體的症狀開始，「愛」俱樂部，透過了《治病尋根》這本書，幫助人們找到生命的新定位，然後把自己有問題的部分，尋求改善，最後讓自己發光發熱。

　　「愛」俱樂部也鼓勵你，要全新全意的讓自己過好每一天，讓「愛自己」變成日常行動，而且不斷練習，讓自己越來越強大，練習什麼？練習有「氣」！

　　氣，就是靈魂，生命的本源。人言「精、氣、神」，就是靈魂。常說，「百病生於氣」，怒，氣會往上沖。喜，氣會緩和下來。悲，氣會消失。恐慌，氣會往下灌。寒，氣不能出。熱，氣洩。驚時，氣亂。身體過勞，氣耗損。思想過度，氣結。心病就「心結」、「身病」。

　　情緒過度反應，氣不和諧，就是頭痛、胃痛、怒髮衝冠、憂思、茶飯不思、沒有胃口。人家常說，氣鬱結了，病就逐漸地發生。

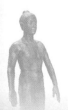

心越不靜、心越亂，氣開始往上沖往下灌，或氣耗損，建議你在印堂上拍拍，能夠穩定好精神。

　　打氣的目標是把氣最後送到頭部，首先讓氣血先回流到心臟，然後心臟再送到印堂，能眉清目秀、舒坦情緒；然後調動到百會穴，人就容易放鬆，頭只要有血液時，就特別放鬆，白頭髮少；很少掉頭髮的人，常常比較沒有煩惱。

　　如何把氣送到頭部，「525」俱樂部提供你方法，用「灸療」溫暖身體脈絡，調動陽氣慢慢提升，正氣扶陽、固本培元。灸療產生了熱的來源，這是非常棒的自然療法。

STEP 1.　　灸療湧泉穴，會有一股氣的能量往上貫穿，提升精神、調節自律神經。

STEP 2.　　灸療神闕穴，讓消化順暢，心很爽，有種「人逢喜事精神爽」的感覺。

STEP 3.　　灸療關元穴，子宮卵巢保持溫暖，對於婦科問題，有防病效果。

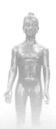

腰痠背痛，在委中穴打打氣，腰會感覺
到舒服；身體虛冷，在三陰交穴搓一搓、
拍一拍，虛冷獲得改善；眼睛疲憊在天
柱穴揉一揉，眼睛很舒服。

　　本書所提供的，是接近自然方式，去除寒氣，調動氣血，改善痠痛，
讓雙手能接收到宇宙能量，雙手猶如能釋放著太陽能，發光發熱，輕輕地
在身體上進行打氣，把氣灌注給全身的經絡，越打氣越通透，身體恢復的
效果就越來越強。

　　經絡拳是治療上的方法和工具，每一個時刻都幫助家人來體驗「愛」，
時時刻刻養心、養神、調節情緒、認識自己、完善自己。

　　一旦啓動了雙手的能量，也啓動了心腦一體，也啓動了自我理療的訓
練，不斷地訓練，手就俱足了能量，變成「妙手回春」、「手到病除」的
一雙手，這是本書小小的渴望。

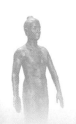

　　用雙手培養自己的自信，擁抱相信自己信念的能力，應用【經絡拳】

工具，雙手的力量，調整情緒，培養自信。愛自己，不是口號，愛自己，就是經絡拳，懂得照顧自己，把自己的靈魂也照顧了，並知道原來守護天使一直都在你旁邊陪著你，一秒都沒有離開過，你不是一個人，更不是孤獨的。

　　「我愛我」俱樂部，活出屬於自己的人生，愛上了自己，成為你也喜歡的那個人！同時謝謝自己的守護天使，感恩這一切美好的發生，希望本書能夠幫助全家都獲得自信與健康。

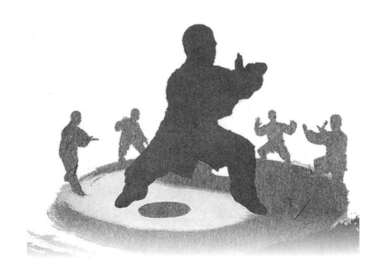

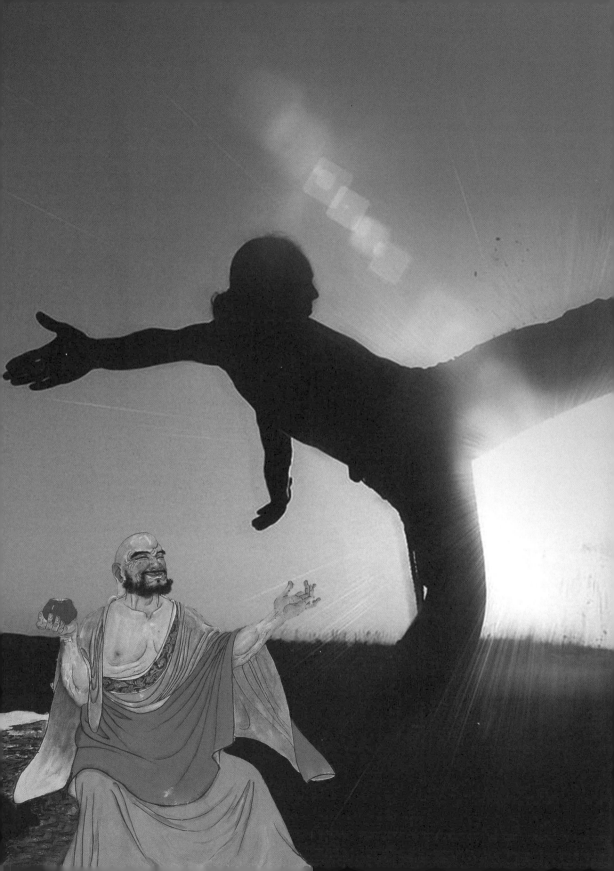

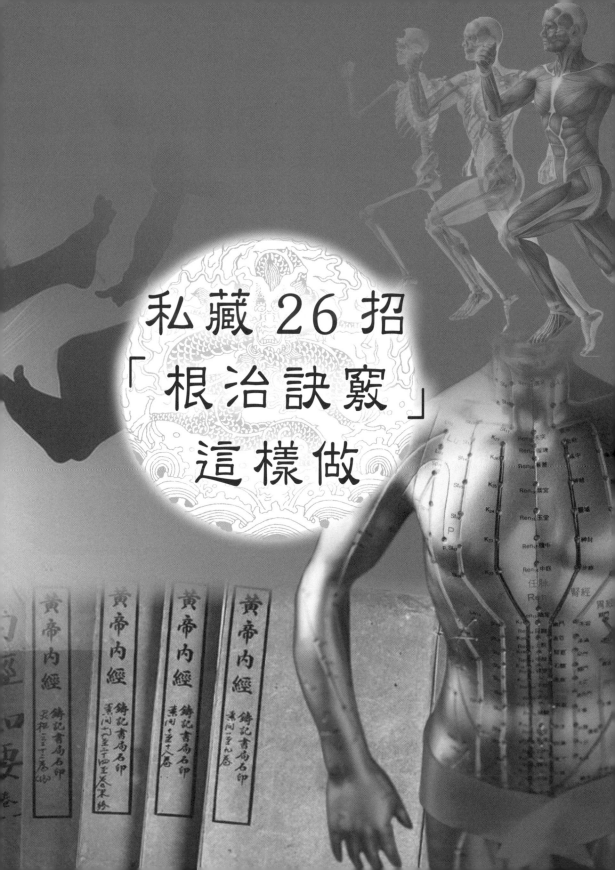

私藏 26 招
「根治訣竅」
這樣做

私藏 26 招
「根治訣竅」這樣做

宣印學派推出了「根治訣竅」的保健處方，

透過影音傳遞、文字出版，

通俗易懂、容易操作，重視實用性，

希望能夠幫助讀者養成打氣的良好習慣，

讓經絡暢通，最後達到延年益壽。

手到症除，手到病除！

宣印學院研究「黃帝內經」、「難經」、「傷寒雜病論」，與現代人的「文明病」，透過經絡學共振系統，集結 26 招最有效的經絡拳處方，強調免手術、免吃藥，動作簡單清楚，來幫助大家重獲健康。

私藏 26 招！是近三十年來一群經絡拳師生們，共同實驗、經驗的總結，有效、容易操作，明顯有效果，期盼與有緣人分享。

生病！是經絡卡住了！只要「打」通經絡，臟腑氣血獲得平衡，病，對你而言，卻是變成能量！把病變成是能量，小病變成小能量，大病變成大能量，並讓身體回到最健康、最喜悅、最滿意的自己。

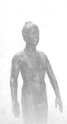

本書根治的方法，是根據宣印學派多年研究，探討「自理療術」！所謂的「學派」，就是一群認同從手開始，用心來打氣的族群。

　　「根治訣竅」私藏 26 招，讓你能夠少走冤枉路，少花一點冤枉錢，卻能從頭到腳，手到症除、妙手回春，你學會之後，讓你全家人都能夠永保健康。方法自然而且有效，透過經絡拳手法，舒筋活絡與開胸理氣，受用一輩子。

打經絡拳兩分鐘，簡單有效！

　　這本書附上各種根治訣竅的教學影片，提供各種經絡共振法，當你感到疲勞或身體痠痛，能輕鬆地幫你解決問題！若症狀改善，鼓勵讀者分享所操作的影片，有助於更多讀者瞭解，可在哪裡找到簡單有效的：「根治訣竅」這樣做，並鼓勵每個人都自己去拍攝「簡單有效的影片」。

　　此刻！不妨試一試「根治訣竅」，體驗後留個言，不管是在臉書上、Line 或是在 YouTube 上，我們發現後會給你回應，希望能夠幫助你。

　　心血管疾病難治療嗎？不會，是你不懂經絡！打經絡拳運動是低風險，和掌握明確方法的介入療法，有利於改善心血管疾病。當你懂經絡後，病痛就很容易地獲得改善。因此，想要活得更長壽健康的人，不妨試著從十二條經下手吧！

　　手六條、腳六條，加起來十二條經！手上六條，十指連心，而腳部六條，跟腦有關，只要腳常走動，能從視神經刺激腦部，讓腦部機能更加活化。建議走到家附近的公園打經絡拳運動，鍛鍊十二條經絡互相貫通的網

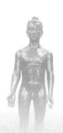

路系統，就能有效延長壽命、常保健康。

有病治病，無病養生！首先感受到的，就是「鬆筋」了。當你習慣性的閃到腰或腰痛，尋找各方名醫都治不好腰痛，但透過經絡拳打通技術的巧勁，可能在兩分鐘改善，關節放鬆，肌力提升，帶著新鮮氧氣的血從心臟出發，透過動脈循環全身，再經由靜脈收回細胞的老廢物質，回到心臟，達到脊椎＋神經＋經絡之間的和諧。

因此，幫助血液回流的就是氣血與肌力，不懂經絡，拼命拉伸、拉撐，拉到最後擠壓，擠壓到最後便是腫塊啦！

學會「妙手回春」改善健康問題

身體上各式疾病，都是幫你找到認識自己的好方法！

現代人的生活型態，經常坐姿。久坐，臀部周邊沒有彈性，讓背部肌肉群緊繃，恐致脊椎問題！不想生病的話就打通膀胱經，臀肌退化，就是膀胱經。膀胱經一旦退化了，原本對於五臟六腑的反射，就會變得比較麻木，氣血開始阻滯。膀胱經非常緊繃，就容易腰痠背痛，臀部就越來越大，不再緊實、身體不平衡、脊椎彎曲，發生頻尿、膝蓋疼痛、兩腿浮腫、頭重等症狀。

另外女性常穿高跟鞋，重心都在前腳板，就是腎臟「湧泉穴」，壓著就沒有氣，久之，四肢冰冷、浮腫、靜脈曲張。

治病訣竅影音是簡單處方，讓操作者明顯感覺舒緩，請隨時把私藏26招帶回家，且帶在身上，隨時保護你。比如你在坐公車、坐火車、坐捷

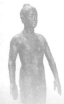

運……等，都可以操作，一寸光陰一寸金，不要浪費這麼寶貴的時間，不管站著、坐著都操作。

「疼痛是認識『身體』」；「癌症是認識『靈魂』」！若碰到身體疼痛問題，要很開心說，謝謝老天爺給機會認識我的身體，我要好好地去調整經絡！萬一得到重大疾病，讓我有機會調整靈魂。我每天保持打氣運動至少十五分鐘，以及注意飲食習慣與正常作息，相信「癌症」不久之後就會跟我說 bye-bye 了！

所謂「病根」在哪裡？在「末梢」，十指、十趾振盪。末梢就是手三陰、手三陽，與足三陰、足三陽交會處。現在就做，直接碰觸到桌子上，去碰撞共振，用十指能共振了大腦，既養生又養神，這是非常棒的一套方法。現在你要試一試！覺得「有效」，請大家自拍影像，讓更多人知道。

操作示範者說：「臀部用力！肛門要緊實！頭要抬！背要打直！用力再用力！」語詞你都要記得，沒有注意語詞，你有可能做的效果比較差一點。

身體有疼痛時，就應用經絡拳的方法，能夠降低對藥物的依賴，自己去體驗時，感受到分泌著振動物質，就是自信的力量，有力量就能緩和身體的疾病！

本書教你怎麼在家中就緊急處理疼痛、痠痛，如何學會妙手回春、減輕疼痛、降低復發，在復健期間能更快速的復原，甚至回到沒有發病之前的狀態！

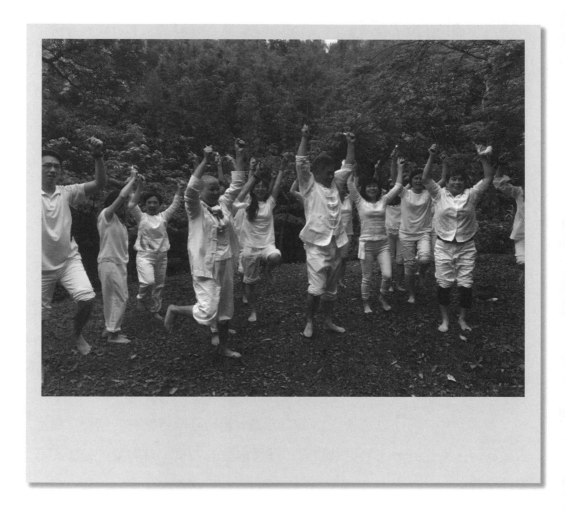

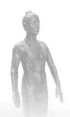

根治訣竅
線上影音課程

如果你現在還在飽受頸椎腰椎痛、筋骨疼痛等病的
困擾，並且多次治療都無效的家人、朋友，
請你加這位老師的 Line ID：hoda. tap
我們經常影片上傳 Facebook ＋ YouTube 傳授給大家
→歡迎你使用手機、平板電腦，掃一掃 QR Code

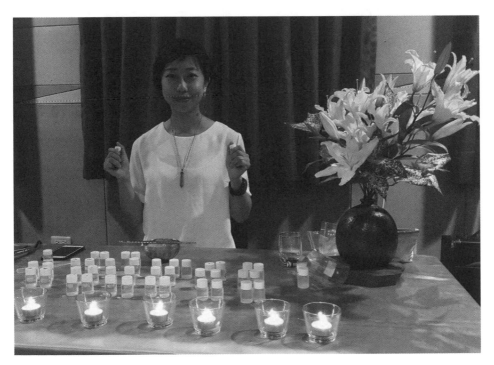

示範老師蘇靜怡 / 食氣導師身心靈療癒師
喜歡分享生活中美好體驗，熱愛與人們連結互動，歡迎大家加入「蘇靜怡的粉絲專頁」

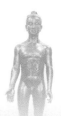

根治訣竅 A　教你告別「脖子痛」

　　長時間工作或使用 3C 產品，脖子習慣前彎造成脖子痛，主要症狀偏向頸部肌肉痠痛、僵硬，且常有壓痛點！你需要透過反向操作來放鬆脖子，有效減輕不舒服症狀。只要掌握「脖子痛」的根治訣竅，相信每個人都能將神奇的經絡拳運用自如，為你和家人的健康保駕護航。

訣竅動作：

Step 1.　下巴下壓，拉直後頸部。

Step 2.　雙手掌托住後腦勺，大拇指扣住後頸的風池穴。

Step 3.　頭部往後用力，大拇指支撐住，維持不動十秒鐘。每次可以進行四回。

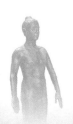

根治訣竅B 教你改善「駝背骨盆歪斜」

　　十二正經，左右對稱地分布於身體兩側，當經絡左右對稱，健康又輕盈。若是脊椎歪斜，將造成肩頸痠痛與水腫，駝背將壓迫內臟，骨盆腔歪斜將形成腹部壓力，引發各種婦科疾病。只要掌握「駝背骨盆歪」的根治訣竅，相信每個人都能將神奇的經絡拳運用自如，為你和家人的健康保駕護航。

訣竅動作：

Step 1. 　髖關節左右搖動，同時掌根振盪帶脈二邊。

※ 叮嚀：　髖關節向外延伸到極至，才會有拉開的
　　　　　效果。

Step 2. 　雙手插腰微蹲馬步，夾緊臀部，腰部前
　　　　　推，手肘同時往前夾緊，進行二十下。

Step 3. 　右手肘彎曲向肩後甩動，左手打氣在右
　　　　　方中府穴、雲門穴，同時間髖關節向左
　　　　　邊推開。

※ 叮嚀：　手向後甩動，記得擠壓肩胛骨，肩膀和
　　　　　髖關節對角線拉開。

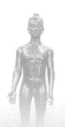

根治訣竅 C　教你化解「肩頸痠痛」

　　手部有六條經脈反映五臟六腑的健康狀況，隨時隨地推揉手背的全息反射區，能對應到肩頸背，使神經肌肉放鬆。打氣柔化僵硬的手背，能讓血液暢通，不造成肩頸痠痛。只要掌握「肩頸痠痛」的根治訣竅，相信每個人都能將神奇的經絡拳運用自如，為你和家人的健康保駕護航。

訣竅動作：

Step 1.　先拍拍手背，用指腹推揉手背四條縫隙。

Step 2.　手向前上甩拍打大椎，另一手握起虎拳，
　　　　　振盪上臂區三焦經，交叉操作。

Step 3.　雙手合十於胸前，手臂平行向左邊延伸，
　　　　　同時下巴向右扭轉，往手臂頭緊貼，手
　　　　　拉回再往左邊連續延伸，共操作四下，
　　　　　換邊操作。

※ 叮嚀：手與下巴呈對角線拉開。

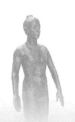

根治訣竅 D　教你告別「五十肩」

　　由於用力過猛或動作失當，因而引起肩膀內部組織受傷、黏連，日積月累造成肩關節囊沾黏，使得肩膀活動角度受限，及活動時疼痛。尤其當肺氣不足，胸腔無法將上半身撐起，肩膀手臂容易下拉沾黏！打氣肺經、大腸經復建運動，有助於縮短病程。只要掌握「五十肩」的根治訣竅，相信每個人都能將神奇的經絡拳運用自如，為你和家人的健康保駕護航。

訣竅動作：

Step 1.　氣動肺經，一手先彎肘向上前甩，帶動肩胛骨擠壓，一手順勢打在前肩區。氣動大腸經，一手先彎肘向下後甩，一手順勢打在後肩區。

※叮嚀：**手不單是甩動，特別提醒甩動同時要確實擠壓到後肩胛骨，這樣效果才會明顯。**

Step 2.　雙手十指交扣在身後，夾緊後肩胛，身體往前彎，手順著往上抬高，停留五秒。手掌鬆開同時往前上甩過頭，下甩到身後肩胛高度。

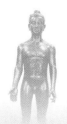

Step 3. 雙手掌十指交扣在胸前，身體向前彎曲，
手心朝前方延伸，再兩臂拉高過於耳後，
停留五秒。

※加強改善方法：

拿一張有靠背的椅子，一手扶住椅背，
另一手持著600毫升寶特瓶子，自然的
用肩關節平行幅度的左右晃動，可以把
沾黏的關節慢慢轉開來。

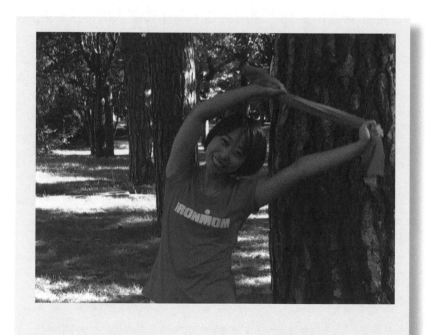

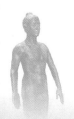

根治訣竅 E　教你改善長時間使用電腦「滑鼠手」

　　滑鼠手又稱為「腕隧道症候群」，好發於長期使用電腦滑鼠及鍵盤的人。主要症狀：手部逐漸出現麻木、灼痛，有腕關節腫脹、手動作不靈活、無力等，有時候疼痛會延伸到手臂、肩膀和脖子。只要掌握「滑鼠手」的根治訣竅，相信每個人都能將神奇的經絡拳運用自如，為你和家人的健康保駕護航。

訣竅動作：

Step 1.　一手扣住另一手腕部關節，將手掌往前延伸，手臂向後延伸，前後互相拉開。大拇指往上翻轉六下，四指往上扳動六下。

Step 2.　虎拳振盪內關穴，龍拳振盪外關穴。拇指扣住外關，食指扣住內關，手掌順逆轉各六圈。

Step 3.　大魚際、小魚際、掌根、指腹各振盪六

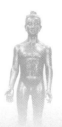

下，再用指腹振盪指關節到手掌、手腕
手臂，最後要在手肘區振盪久一點。

※叮嚀： 手部過度勞動時，手肘關節磨損堆積乳
酸不通，會造成手部循環不好，導致滑
鼠手，所以在手肘區要多花時間調整。

根治訣竅F 教你舒緩「手痛無力」

　　手麻無力，拿不住碗、握不穩方向盤，半夜手麻到醒來，都可能是壓
迫神經而失去知覺。原因多是乳酸堆積，「肩膀僵硬」，導致手痛無力狀
況。透過三個動作，一口氣鬆開肩膀、手部肌肉群，改善無力。只要掌握
「手痛無力」的根治訣竅，相信每個人都能將神奇的經絡拳運用自如，為
你和家人的健康保駕護航。

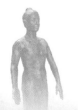

訣竅動作：

Step 1.　手部插腰，握拳打氣前肩後肩各三十下，

指揉肩井穴化開僵硬。

Step 2. 手臂大腸經的沾黏點，用四指或是拇指按揉扳動。

Step 3. 握拳集中在手腕，交叉在腹部前方，吸氣手臂高舉過頭，吐氣手瞬間下甩到身後，五指打開手心朝下，停留五秒。重複進行操作。

根治訣竅 G 教你揮別「網球肘、手機肘」

很多人有網球肘、手機肘問題，有七成是前臂區的肌群神經有壓迫，有三成是上臂區的神經受損。只要掌握「網球肘、手機肘」的根治訣竅，相信每個人都能將神奇的經絡拳運用自如，為你和家人的健康保駕護航。

訣竅動作：

Step 1. 手向前伸直，掌心朝下，手掌向下壓，掌拍打氣手臂上方。反轉，將掌心朝上，

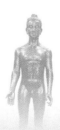

五指向下壓，手臂保持打直，用龍拳振
盪痠痛點，大約三十秒。

Step 2. 右手搭在左肩上方，左手把右手肘朝向
身體內推，用虎拳振盪上臂區近手肘的
神經區。

Step 3. 雙手向外延展開來，手心向後旋轉到極
致，向上推，建議進行五十下。

根治訣竅 H　教你遠離小腹婆
快速燃脂「大肚子」

有三條經絡能快速燃脂！第一條是膀胱經，加強體內水分代謝，第二
條是胃經，強化消化的能力，第三條是膽經，能燃燒脂肪。只要掌握大肚
子的根治訣竅，相信每個人都能將神奇的經絡拳運用自如，為你和家人的
健康保駕護航。

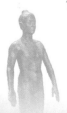

訣竅動作：

Step 1. 膀胱經向前、往上踢高，雙手輪流拍拍
腿部膀胱經。坐下來兩腿曲膝，雙手掌
放在地板上固定，雙腿打直向上抬高停
住，雙手開始振盪腹部，維持一分鐘效
果最好。

Step 2. 站姿，踏步同時打胃經放鬆。趴下來雙
手肘貼地，足尖緊抓地面，讓上半身懸
空，兩腿再輪流向上抬起來，可以抬四
下為一回，進行四回。

Step 3. 站姿，兩腿輪流向兩側抬高，龍拳打氣
大腿膽經。再側躺下來兩腳打直交疊，
將身體用力往上撐起來，另一手拉高，
維持十秒鐘，反覆進行。

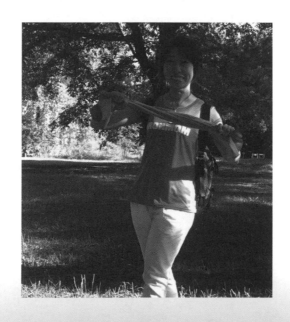

根治訣竅 I 教你告別惱人「胃痛和脹氣」

　　足三里穴治療胃痛，梁丘穴治療胃脹氣，天樞穴減少胃痛、降濁氣，大橫穴加強體內運化、提升清氣。只要掌握「胃痛和脹氣」的根治訣竅，相信每個人都能將神奇的經絡拳運用自如，為你和家人的健康保駕護航。

訣竅動作：

Step 1.　腳抬高放在椅子上，用指節在足三里穴按揉，另一隻手同時放在同邊的胃俞穴按揉，也可以打氣振盪，把瘀點慢慢釋放。

Step 2.　站直，邊走邊用象拳振盪梁丘穴二十下，同時配合吐氣。

Step 3.　用四指節按揉天樞穴及大橫穴。深吸一口氣以指節直接壓進腹部，身體向前彎曲，邊按壓邊吐氣，可以進行四到八回。

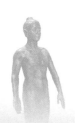

根治訣竅 J　教你提高代謝「腰圍少5公分」

　　久坐上班族都有水桶腰。腰圍過大的腹部，表示內臟脂肪堆積過多，易引起胰島素阻抗，導致代謝異常，產生肥胖和三高症狀，為了健康，一起來瘦肚子吧！只要掌握提高代謝的訣竅，相信每個人都能將神奇的經絡拳運用自如，為你和家人的健康保駕護航。

訣竅動作：

Step 1.　髖關節向左右兩邊搖動，同時用掌根振盪兩邊帶脈各八下。身體向兩邊輪流旋轉，同時一手打在神闕，一手打在命門。共四回。

Step 2.　腿打開寬於肩，左腳往後交叉在右腳旁點地，身體轉正，雙手抱氣在胸前往前推，同時收腹用力吐氣，稍微停留三秒，再換邊操作。另外一組動作腳步相同，手部則是抱氣胸前，往上推。

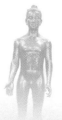

Step 3. 站正，雙手心向上高舉接太陽光熱，等
手心有微熱時，開始灌氣在頭頂、頸肩、
胸側到腰間，想像手中有熱能燃燒脂肪，
用力抓腹部的脂肪丟甩。

※ 叮嚀：邊抓腹部脂肪時，同時要不斷地縮腹進
行。

根治訣竅 K 教你消除「腰痛」

　　腰痛都是身體往前彎，椎間盤擠壓導致腰痛，放鬆胃經可以改善腰部緊繃。腰椎前彎可能誘發疼痛，或彎腰姿勢太久了，使椎間盤長期受到擠壓，前椎間盤縫隙變小，壓迫到脊椎神經造成腰痛；反動作讓後椎間盤往前推，讓前椎間盤的壓迫能鬆開，即可消除腰痛。只要掌握「腰痛」的根治訣竅，相信每個人都能將神奇的經絡拳運用自如，為你和家人的健康保駕護航。

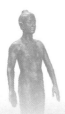

訣竅動作：

Step 1. 微蹲打氣胃經。掌根放腰眼，用力往前推腰椎，下巴下壓，身體後仰，連續進行六次。另外用跪姿氣動胃經效果更好。

Step 2. 趴下，手臂撐地，上半身往上拉，骨盆腔不離地，兩腿踢臀，放鬆後背肌。

Step 3. 坐姿 L 型，先掌拍腿部胃經。搓熱手臂再拍拍後腰。

躺下來抱緊雙膝，往身體內側下壓六下。

腿部的腳掌心相對，手握緊腳背，身體向兩側滾動六下。

腿部的腳掌心相對，手握緊腳背，下巴下壓，身體上下滾動六下。

根治訣竅 L　教你排濕改善好發「濕疹」

　　濕疹性的皮膚問題！常因感冒吃藥造成！肺主皮毛，肺部受損後造成皮膚毒素阻塞累積，造成皮膚病問題。吃藥導致肝臟累積很多毒素，疏通肝臟濁氣很需要。食物方面，牛奶、雞蛋、花生和海產類食物常被視為引起濕疹的過敏原。只要掌握「濕疹」的根治訣竅，相信每個人都能將神奇的經絡拳運用自如，為你和家人的健康保駕護航。

訣竅動作：

Step 1.　開肺，雙手魚際互相振盪。也打氣中府並吐氣，左右可以進行六回。

Step 2.　手掌心先搓熱，振盪肝經，拍胸側再順打大腿內側肝經，膝蓋區多振盪，最後用力的從大腿內側往下刷下來，排除肝的濁熱氣。雙手帶動單腿用力往下甩三下，再換邊操作。

Step 3.　雙手合十胸前，吸氣雙手向上延伸到頭部後方，手腳吐氣下甩。

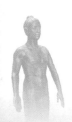

※叮嚀：老人家容易有皮膚問題，大都是血液量不夠，也就是缺鐵，有這方面困擾的人，可以多吃點葡萄乾。也可以準備葡萄乾10公克，配上100毫升熱水，大約燜泡五分鐘就可以享用。

根治訣竅 M　教你徹底擺脫「皮膚癢不停」

皮膚會癢不停，誘發的關鍵有三：1.環境中塵蟎；2.塗抹類固醇造成肝腎負擔，反映在皮膚上；3.吃海鮮或牛奶導致過敏發生。皮膚癢時不要去抓，噴上自製「止癢劑」可以緩和。只要掌握「皮膚癢不停」的根治訣竅，相信每個人都能將神奇的經絡拳運用自如，為你和家人的健康保駕護航。

止癢劑處方分享：香菜切末50公克，薑末50公克，米酒200毫升，浸泡十五分鐘就可以噴在患處，止癢劑放入冰箱，一星期內要使用完畢。

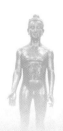

訣竅動作：

Step 1. 用大拇指點揉大腸經合谷穴，順著手臂大腸經用手拍一拍，再用手推推順氣甩動手臂，再換另一手操作。針對改善上半身皮膚癢，或是對食物的過敏。

Step 2. 腎經「然谷穴」用大拇指點揉，順著腿部的腎經用手拍一拍，用手推推順氣，腳也可以伸直踢一踢。主要針對下半身皮膚搔癢問題。

Step 3. 虎拳打氣臀部，或直接用臀部振盪牆面。皮膚過敏，打針毒素卡在臀部內。

※叮嚀： 皮膚搔癢氣血不足，可以到陽光下，讓後背照太陽。跑跑步，讓身體能流點汗，對於氣血上升幫助很大。

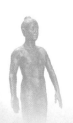

根治訣竅 N　教你消除惱人睡眠障礙「失眠」

　　台灣有 2400 萬人口，深受睡眠障礙的人，就有 600 萬，佔了全台 1/4。根據統計，台灣一年要嗑掉一億三千顆安眠藥，數字十分驚人。失眠的定義有三種類型，第一個是隨時隨地都想睡覺，但只要一看到床就害怕睡不著。第二種是有睡很長的時間，卻在每次起床時發現永遠睡不飽。第三種是很晚去睡覺，可是每天都很早起，永遠都無法補償睡眠債。有以上的因擾的朋友，請開始進行以下三組動作。只要掌握「失眠」的根治訣竅，相信每個人都能將神奇的經絡拳運用自如，為你和家人的健康保駕護航。

訣竅動作：

Step 1.　通天法，主要是要降低腦壓。用大拇指按揉耳垂後方翳風穴及天柱穴連線，中間的凹隙帶。

Step 2.　通地法，主要是要降低身體的壓力。坐下來用象拳振盪腳前板 1/3 位置的湧泉穴三十下，再換邊振盪。結束時，用雙

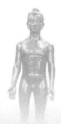

腳板相對振盪一百下。

Step 3.　　超好睡呼吸法，吐納舒壓降低意識，要
學習嬰兒很放鬆的深層睡覺，他們是不
會皺著眉頭，不會帶著煩惱入睡的，嬰
兒胎息法最明顯的就是腹部可以輕鬆起
伏。

「369 超好睡呼吸法」：吸氣 3 秒，把氣從印堂吸到腹部，指關節點
揉印堂，馬上關掉意識，降低肺火。閉氣 6 秒，點揉從印堂到整個眉骨，
一直到太陽穴，降低心火。吐氣 9 秒，掌心壓推，從太陽穴繞到耳後枕骨
後，往腋下兩脅，再推到腹部到肚臍以下膀胱到恥骨，降肝火、膽火、胃
火、腸火。

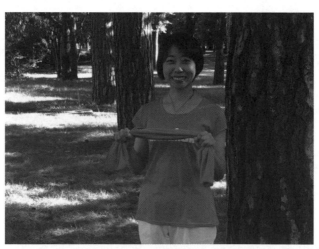

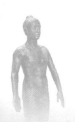

根治訣竅 ⓪ 教你打造好骨力擺脫「退化性關節炎」

　　超過三十五歲以上，體重超過七十公斤，早起還會關節僵硬，活動力受到了限制，關節容易腫脹紅腫，都要開始重新鍛鍊肌力。女生退化性關節炎比例很高，學派發現，和女生蹲馬桶有關係，起蹲時的角度轉換，最會磨損軟骨，平時坐著膝蓋呈現自然的 90 度不會有問題，一旦起來角度轉換到約 50 度角，軟骨的磨損是最嚴重的，因為膝蓋內側皺壁增生脂肪，為了要保護膝蓋承受力，久了堆積的脂肪反而循環不良。只要掌握「退化性關節炎」的根治訣竅，相信每個人都能將神奇的經絡拳運用自如，為你和家人的健康保駕護航。

訣竅動作：

Step 1.　吹風機吹熱耳朵、後頸部、胸鎖乳突肌、尾椎骨。

Step 2.　雙手背互貼，先搓熱活絡腕關節，雙手往前、往後繞轉十圈，毛巾拉筋訓練肌力。

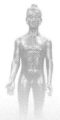

Step 3. 坐在椅子上，膝蓋往上抬高過於肚臍，腳往前蹬開，勾起腳背，身體再向前下壓，找出腿部的緊繃痠痛點、沾黏點，塗抹亞麻籽油，拍拍十秒鐘。

※叮嚀：練習半蹲式起身，鍛鍊臀腿力量，協助膝蓋發力。臀部不坐椅子，進行半蹲式動作，每回進行十次。平時可以把毛巾綁在膝蓋上，保護好關節再走路，也是很棒的保養。

根治訣竅 P　教你減少發炎從此不再「膝蓋痛」

　　膝蓋痛是常見的疾病，膝蓋主管人體走路和跑步的大關節，也是最容易受到傷害和老化的關節。很多瞬間動作的發生，最容易造成傷害，例如突然間的下彎，或是重複性下蹲，都是容易磨損膝蓋，造成疼痛。另外運動時穿著短褲，也是容易讓風邪入到膝蓋。久坐的人造成臀部萎縮，整條

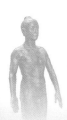

膀胱經緊繃，不只是坐骨神經受壓迫，臀腿原本要發力帶動膝蓋，反而讓膝蓋概括承受了力量。只要掌握「膝蓋痛」的根治訣竅，相信每個人都能將神奇的經絡拳運用自如，為你和家人的健康保駕護航。

※ 膝蓋測試：一腳腳尖撐地，另一腳懸在半空中，再下蹲，如果膝蓋會痛代表有問題。

訣竅動作：

Step 1. 坐著，右腳前蹬，右手按在膝蓋上，左手指腹按揉膝蓋正後方的委中穴，一直按到膝蓋內側。兩手掌推熱、輕拍膝蓋。兩腳重複進行十回。

Step 2. 利用足跟踢臀部，振盪臀部環跳區。拉腳板到臀部氣動胃經，停留十秒鐘再換邊操作，進行四回。

Step 3. 把彈力胎綁在膝上大腿區，跪坐在軟墊上，由足三里穴發力，身體往前移動，再用環跳穴發力，將身體收回，兩個穴位來回訓練動力平衡。進行四至八回。

※ 叮嚀：早上起床時坐在床邊就可以進行膝蓋的校正，養成正確的起蹲動作，就是最棒的膝蓋保養方式。

根治訣竅 Q　　教你有效緩和「咳嗽和久咳」

空氣中的 PM2.5 懸浮微粒子越來越嚴重，很多人變得容易有咳嗽和久咳的問題。久咳者的檢測動作：雙手指按在前胸肋間肌，中指輕輕相碰，深吸一口氣，觀察兩根中指能否拉開有間距，沒有間距或是間距太小，就要趕緊練習操作。只要掌握「咳嗽和久咳」的根治訣竅，相信每個人都能將神奇的經絡拳運用自如，為你和家人的健康保駕護航。

訣竅動作：

Step 1.　用指關節推揉膻中區的硬結，往上延伸到天突穴，再推開到中府穴、雲門穴。
提醒：每次先單邊進行操作。可以平躺下來，讓肩膀打開，很輕鬆躺平在床上操作。

Step 2.　為肺部打氣灌氣：用補氣掌，像拍嬰兒的手法一般，灌氣！試著發出「咳」的氣音，聲波也能幫助肺部的活化與代謝。

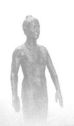

Step 3. 站立，雙手擺在胸前肋間肌的位置，吸氣時手心朝上抬，反掌推到頭頂，讓雙手打開接氣，再把大拇指內扣四指包住，瞬間身體微微下彎，雙手肘夾緊，用力擠壓兩側胸脅，發出「喝」的聲音，總共進行十二回。

※叮嚀：想要幫助久咳的家人、朋友，請對方站姿，身體向前呈現 L 型姿勢，我們用補氣掌，強調打氣後背的心俞穴、肝俞穴、肺俞穴，單邊補氣五分鐘，再換邊進行，就能達到最好的調整。

根治訣竅 R 教你告別低頭族「乾眼症」

乾眼症！現在的人需要常常低頭滑手機，造成頸椎的壓迫，氣血循環不佳，眼睛變得模糊！WHO 世界衛生組織談到，在 2020 年，全世界有近7000 萬人有失明的問題，眼睛在未來是很難治療的問題。失明問題：白內

障佔 48%，青光眼佔 12%，黃斑部病變佔 9%，糖尿病視網膜病變佔 5%，其他 26%。這些疾病的第一個前兆，就是乾眼症，不管你是近視、老花、遠視，都會有乾眼症的問題，或是眼睛痠澀。只要掌握「乾眼症」的根治訣竅，相信每個人都能將神奇的經絡拳運用自如，為你和家人的健康保駕護航。

訣竅動作：

Step 1. 膀胱經的起點在睛明穴，末端在至陰穴，而乾眼症就是有膀胱火，把火代謝掉才不會乾眼，只要把至陰穴活化，眼睛就會出水了。眼睛閉著，用手指按揉膀胱經小趾頭上的至陰穴五分鐘。

Step 2. 手洗乾淨，或戴上「矯正無粉塵手套」，大拇指按揉眼睛內角的睛明穴六下，每按 1 下眼睛用力眨眼。接著繞著眉骨，按揉到太陽穴、下眼眶。用四指指腹蓋住眼睛，進行十次。雙手搓熱，用手掌搗住眼睛，約三十秒左右。

Step 3. 用指腹在天柱穴振盪五分鐘，眼睛就會變得很明亮。

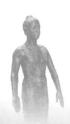

※ 視力自我檢查—阿姆斯勒方格表

1. 把方格表放在眼前三十公分之距離，光線要清晰且平均。

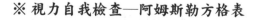

2. 有老花或近視者，須配戴原有的眼鏡進行測試。

3. 先用手蓋著左眼，右眼凝視方格表中心黑點。

4. 重複步驟 1 到步驟 3，檢查左眼。

　　如果你看見任何直線呈波浪列或扭曲模糊，或者直線不見了，這些都是黃斑部病變的警訊，請找醫師做進一步檢查。

根治訣竅 S　教你改善糾纏多年的「脊椎側彎」

　　骨盆腔的前傾、後傾、旋轉，容易造成脊椎的錯位和側彎現象。脊椎側彎可以從左右眉毛、耳垂、肩膀的高低差來檢驗，還有腰身曲度、臀部大小、長短腿，或是穿內衣和揹背包時，是不是有單邊容易脫落的狀況，以及兩腳鞋底磨損的狀態，都可以發現是否有側彎異樣。只要掌握「脊椎側彎」的根治訣竅，相信每個人都能將神奇的經絡拳運用自如，為你和家人的健康保駕護航。

　　※ 脊椎側彎測試：被檢測者雙手合十置於胸前，吸氣時雙手往上延伸過頭，身體往前自然放鬆下彎，後背打直拉平。檢測的人可以用手機下載

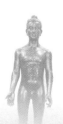

「尺子水平儀」APP，或將一把長尺橫放在後背脊椎上，檢測脊椎的平衡狀態。

訣竅動作：

Step 1. 兩腿輪流上抬，像踢鍵子，同時用虎牙拳敲敲大腿胃經、膽經交接處，共十下。提醒：兩腿抬起的高度要一致。振盪胃經、膽經交接點，正是腿部最容易痙攣點，要多多打氣解開。

Step 2. 低頭，雙手指腹扣住夾頸穴，抬起腳跟用腳尖支撐，頭慢慢抬起往後頂力，直到頸部擺正，這樣就能矯正復位。同時可以用手肘發力，帶動上身左右旋轉。

Step 3. 雙手抬起，做投降姿勢，縮頭，肩膀往上帶，像縮頭烏龜，踮起腳尖，把肩胛骨夾緊後背肌群，以肩胛發動力量，往後旋轉十下。

※叮嚀： 矯正脊椎黃金時期，是在國小三年級到國中二年級，超過年齡的人，請不用再過度調整，只需要進行養生運動，維持脊椎和周圍肌群的輕鬆才最重要。

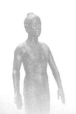

根治訣竅 ① 教你掌握小撇步改善「後背膏肓痛」

用力搬重物，會造成胸前的肋間肌，因負荷力量過度而緊繃收縮。後背的問題治療區在胸前，透過三個動作，一口氣鬆開前胸緊繃肌群，改善疼痛。掌握改善「後背膏肓痛」的根治訣竅，相信每個人都能將神奇的經絡拳運用自如，為你和家人的健康保駕護航。

訣竅動作：

Step 1. 一手向後拉開，另一手用補氣掌輕拍打氣胸口，兩邊各打氣2分鐘。用指腹和指關節推理胸口的筋結，找到疼痛的「阿是穴」特別理筋，兩邊各理筋2分鐘。

Step 2. 站姿，用手背後甩，拍後背的肩胛區，能拍越高越好，一回打十二下，共操作三回。身子挺直，兩手往後抱，拉開胸前肌群，配合雙腳後踢臀部，左右踢十二下，共操作三回。

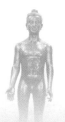

Step3.　站姿，先雙手握固在腰部，左手不動，
　　　　右手心向上推，向左邊畫圓繞大圈到地
　　　　面後收回，再換邊操作，共操作四回。

※叮嚀：搬東西時，要呈弓箭步般下蹲取物，重
　　　　心要在正前方，才不容易受傷。

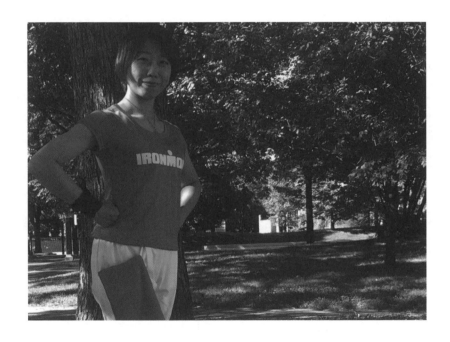

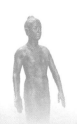

根治訣竅 U 教你私藏穴立即解決「快速通鼻塞」

　　早晚溫差大，鼻子卻無法即時調節，不聽使喚形成「鼻塞」自我保護。有些會流鼻水打噴涕，鼻子癢，可能是塵蟎、黴菌等過敏原引起，建議你應用私藏穴立即解決緩解鼻塞不適感受。操作動作前，請喝熱薑水或口中咀嚼薑片，身體熱了再開始。掌握「快速通鼻塞」的根治訣竅，相信每個人都能將神奇的經絡拳運用自如，為你和家人的健康保駕護航。

　　訣竅動作：

Step 1.　鼻塞時在鼻子周圍會有痠痛點，用點穴指（食指按在中指上）在法令紋上找痠痛點。點壓穴位不動，頭往前下壓吸一口氣抬上來，再吐氣把頭向下壓，類似烏龜在伸縮脖子。八下為一回，操作兩回。

Step 2.　拇指點揉耳垂下方的翳風穴十二下。右手拇指按著翳風穴，左手拇指按住一鼻

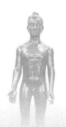

孔，吸一口氣推頸部轉向左方，再吐氣
放鬆頭擺正。兩邊各做四回。

Step 3. 頭向後仰，毛巾搓熱後頸、側頸、耳朵、
前頸，把毛巾綁在脖子保持熱度。

※叮嚀： 鼻塞問題很多，最主要是缺乏熱源，頸
部熱能改善感冒症候群，頭痛問題也能
緩解。

根治訣竅 V　教你三招簡單止痛「頭痛欲裂」

經常頭痛到流眼淚，嚴重到在地上爬滾，這就是叢發性頭痛，要用高
壓氧治療頭痛缺氧狀態。透過三個動作，掌握改善「頭痛欲裂」的根治訣
竅，相信每個人都能將神奇的經絡拳運用自如，為你和家人的健康保駕護
航。

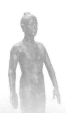

訣竅動作：

Step 1. 頭痛時會直覺性拍頭，利用「聲波棒」的共振聲波可以有效舒緩。聲波棒共振百會穴、四神聰，以及尋找頭部特別疼痛的阿是穴，共振五分鐘。

※ 叮嚀：頭部沒有陽氣，會造成缺氧型頭痛，聲波棒在陽光下或是熱水沖淋頭部時共振，效果會很好。共振過程只要覺得敲的很舒服，拉長時間共振也是行的。

Step2. 拇指按住翳風穴，頭部向下壓，進行點頭十二下，舒壓緊繃點。這區塊卡住、血液不循環時，容易引發高血壓或血壓異常，造成頭部缺氧。

Step3. 快速補充氧氣法。練習「打拳擊」的動作，右腳用力跨出，右手同時用力出拳，連續出拳六下，再換左邊操作，共進行四回。加強四肢回流，有效降低腦壓。

※ 叮嚀：利用熱水來泡手、泡腳，熱水中配合手腳用力抓握，也是改善頭痛的良法。

根治訣竅 W　教你消除慢性疲勞「防失智」

　　腦內分泌物質的「神經生長因子」在腦部負責維持活化，讓神經細胞之間可順利透過電波來傳遞訊息，以此讓人能夠順利思考、記憶。只要「神經生長因子」的量減少，神經細胞無法將訊息傳出，自然就讀取不到，當然也回想不起來。宣院研究發現手部與腿部末稍越靈活，可以有效提高腦部血流量，預防失智症。運用消除慢性疲勞「防失智」根治訣竅，相信每個人都能將神奇的經絡拳運用自如，為你和家人的健康保駕護航。

訣竅動作：

Step 1.　應用「絲瓜絡」輕搓手背到指甲、輕搓手腕掌心到指腹，重覆的手部輕搓，能讓腦部甦醒。

Step 2.　應用「聲波棒」在手指十宣共振，每一指尖振動痠點十下，腳趾頭同樣操作。透過這方式讓神經生長因子快速連線，避免細胞萎縮。

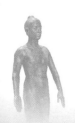

Step 3. 應用「絲瓜絡」先按揉側面的頸部、耳朵、頭部到頭頂。放一塊軟墊，趴下來用腳背用力踢地板，每次踢二十下，可以單腳踢或是雙腳同時踢，刺激血液大流量到腦部，活化神經生長因子。一日內能進行三次最棒。

※叮嚀：家中有記憶開始退化或是失智的長輩，可以協助幫忙把腳背下壓刺激，能達到修復的功能。

根治訣竅 X　教你如何不依賴止痛藥擺脫「經痛」

經期讓每個女人很辛苦，經痛時總是很難熬，根治訣竅特別要重視月經週期的早晚，其實是比改善疼痛更要去注意，而改變體質才能擺脫經痛。運用三個改善經痛的根治訣竅，相信每個人都能將神奇的經絡拳運用自如，為你和家人的健康保駕護航。

訣竅動作：

Step 1. 經期提早體熱型：吹風機吹熱腹部區：腰部、命門、神闕。一手按揉太衝穴同時吹熱。

Step 2. 經期晚到體寒型：吹風機吹熱小腹區：腰椎、下腹部。一手按揉血海穴同時吹熱。

Step 3. 正在經痛型：吹風機吹熱下腹區：神闕、八髎穴、丹田。一手按揉三陰交穴同時吹熱。想要往後都不經痛，建議每天在神闕穴上使用艾灸療法。

※叮嚀：經痛跟子宮前傾、後傾有關係，建議平時操作子宮歸位法：跪姿呈ㄇ字型，先讓左邊胸部下壓，再換右邊胸部下壓，找到痠的點稍微停留久一點，臀部同時微微左右移動。

經痛食療方：生薑(去寒)25公克～40公克、黑糖(護脾)適量、紅棗(護肝)5顆、黑豆茶(護腎)10公克、水500毫升。生薑、紅棗切碎後，全部材料燜泡五分鐘即可。可重複沖泡三次。

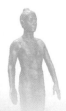

根治訣竅 Y 教你超簡單 3 招遠離「骨質疏鬆症」

　　預防骨質疏鬆症不單只是補鈣，還包含膠原蛋白、維他命 C、陽光，三樣的結合加強鈣的吸收，形成骨膠原蛋白，就能夠改善骨質疏鬆症。經常腰痠背痛、容易骨折、關節變形、脊椎變形、駝背、身高變矮，都是容易骨鬆族群。發現身材瘦的人也容易骨鬆，因為骨頭承重力相對小一點。運用三招遠離骨質疏鬆症根治訣竅，相信每個人都能將神奇的經絡拳運用自如，為你和家人的健康保駕護航。

　　※骨質疏鬆症測試：坐在地板或椅子上，腳往前伸展，用手心去碰觸足心。能碰觸到，表示椎間盤有空間沒被壓迫，骨鬆機率小一點。

訣竅動作：

Step 1. 準備一把椅子，半蹲的姿勢，雙手向左、向右、向上、向下、向前甩手。利用向上甩的力，把每一節脊椎關節拉開。操作累的時候可以坐下來休息再繼續。

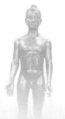

1

Step 2.　身體微蹲，用腳跳躍帶動身體往上甩，
　　　　類似投籃球動作。有腿力就會有肌力，
　　　　方能鞏固脊椎。

Step 3.　準備玉球加熱，放在後背的膀胱俞穴，
　　　　刺激柔化背括肌群，脊椎會比較輕鬆。
　　　　沒有玉球也可以裝熱水在玻璃瓶取代。
　　　　甩氣袋直接在後背打氣也是好方法。

根治訣竅2　教你私藏秘方解決筋骨「千年痠、萬年痛」

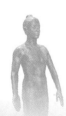

　　一般說到「千年痠、萬年痛」這句話，就是症狀治好了又立刻發生，每次治好了不斷重複發生，困擾一輩子的筋骨問題。一般都是以前過度勞動情況下，到某個時間點發生的後遺症，現代的人大都是姿勢不良，站很久或坐很久也會有筋骨痠痛問題。筋骨痠痛和經絡氣血充盈關係密切，脾經反映在肌肉、肝經在筋膜、腎經在骨頭，三者都要養氣才能解決筋骨痠痛問題。運用三招解決筋骨痠痛的根治訣竅，相信每個人都能將神奇的經

絡拳運用自如，為你和家人的健康保駕護航。

訣竅動作：

Step 1. 打氣陰陵泉穴、足三里穴、陽陵泉穴。
這三點形成的一條線，只要有了力量，
筋骨問題會減少很多。半蹲姿勢，兩手
平行打開，左腳呈弓步，右腳呈箭步，
右手向上延伸，左手向下延伸，目的讓
全身筋膜延伸。左右操作各四回。

Step 2. 打氣大包區兩側。右腳往前踏腳尖著地，
兩手握固在腰前，同時後背拱起，身子
挺正向兩邊旋轉到極致，再換左腳操作。
兩邊各進行四回。

Step 3. 熨貼療法：熨斗加熱後配合噴濕的毛巾
包覆，哪裡痠痛直接熱敷。敷命門治療
腹部痠痛，敷肩胛骨治療前胸痠痛，敷
大椎治療手部痠痛。叮嚀：沒有熨斗可
改用艾草灸療。

改善筋骨痠痛食療方：平時多吃十八穀米能改善。煮粥時，筋骨痠的人用甘草水；筋骨痛的用黃耆水。準備水 1000 毫升，甘草 5 公克，待水滾後燜五分鐘；黃耆 30 公克，待水滾開後燜十分鐘。

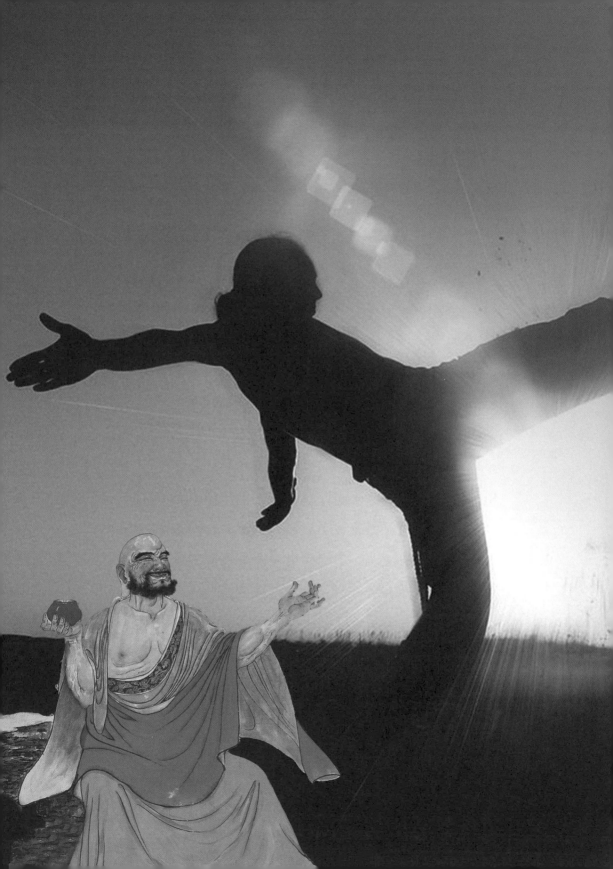

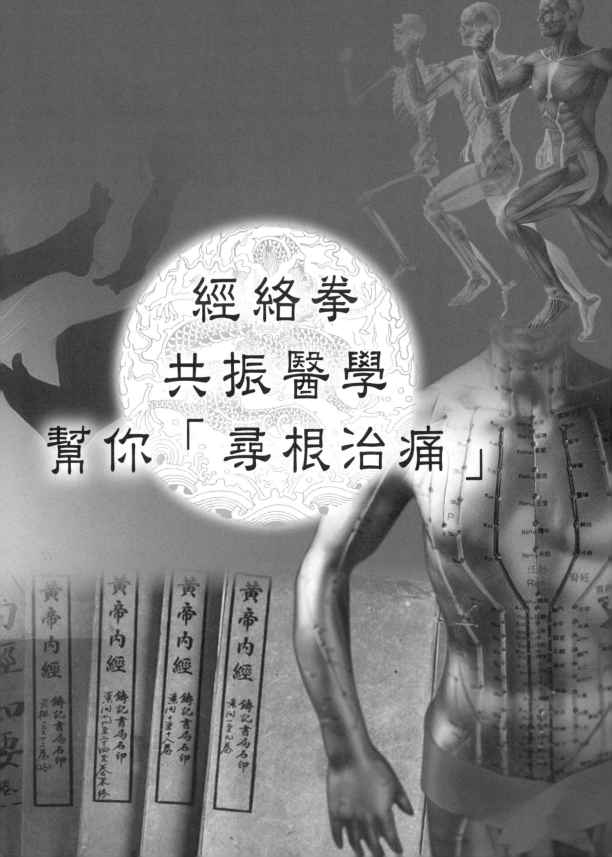

經 絡 拳
共 振 醫 學
幫 你「尋 根 治 痛」

經絡拳共振醫學幫你「尋根治痛」

身體一旦失去平衡，就產生了痠、麻、脹、痛等！共振醫學增強生命力、創造力、免疫力、智力，使人完整而更具有責任感。經絡拳運用打氣傳遞到人體內部經絡，與自然諧和律產生共振，讓內心的失序狀態，自行展開療癒，並協助人體上下平衡、左右平衡、前後平衡、內外平衡等等！

應用「絲瓜絡」的共振醫學

共振醫學的目的，是給予經絡「刺激」，能快速排毒、擺脫毒素侵擾，運行氣血和流暢血脈，滋養全身器官，這樣，受寒的部位就會獲得釋放，疼痛感也會減輕很多，達到強身健體的目的。

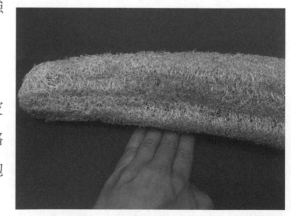

共振醫學，搓擦共振法，用「絲瓜絡」來回搓擦皮膚。皮膚平時處於休眠狀態，用絲瓜絡摩擦後，受到刺激的組織細胞就會活躍起來，重建網狀細胞，

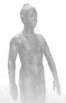

重返血液循環。

《本草綱目》：「絲瓜，唐宋以前無聞，今南北皆有之」。「此瓜老則筋絲羅織，故有絲絡之名」。絲瓜絡，網狀細胞提升免疫功能，能使機體保持旺盛的免疫力，按摩皮膚，促進血液循環，起到防癌的作用。

十二條經脈延伸，叫十二經筋，再延伸到表皮，叫十二皮部。健康的身體，肌肉豐滿但皮是薄的；反過來，不健康的身體，肌肉通常是坍陷無力，外皮又肥厚。

經絡的共振醫學，就是從表層到達深層，經絡拳應用「絲瓜絡」的共振特性，協助人體上下平衡、左右平衡、前後平衡、內外平衡等等。

每次用絲瓜絡搓擦到皮膚發紅、四肢溫暖、全身舒適，操作後再上床睡覺，就能解毒排毒，讓氣血不再糾結。利用物理現象的共振，能帶動位能，提高全身的血液循環，把身體溫度提升了，同時也化開了經絡的阻塞點，及時疏通經絡，這樣就能降低中風的發生機率。

搓擦共振法，著重後被脊椎連線，自上而下，由風府穴沿頸椎、胸椎、腰椎、骶椎，刺激重要穴位，大椎穴、命門穴、腎俞穴，一直揉擦至長強穴，反覆揉擦，以感覺舒服為度，每日二次，每次三分鐘，起到振奮陽氣、活血通絡、調整臟腑，讓人舒爽健康。

絲瓜絡在不同部位的搓擦，身體會有不同反應，有的搓擦得通紅通紅的很舒服，有的很癢、有的刺痛、有的很熱，但是有的不論怎麼搓，都是冷的也不紅。

從皮膚表層可以瞭解內在筋骨的狀態，皮膚有些地方是鬆弛的，有些是痙攣的，有些是筋扭曲、筋縮，有些地方的筋非常緊……如果筋是緊的，有可能筋脈不通了，更深層的臟腑也可能已經在衰敗當中。

經絡拳打氣就是「共振」，會刺激交感神經與副交感神經作用，讓身心放鬆、緩和緊張情緒，讓人具有寬容心和同理心。共振解開每個根結，解到最後，外面的皮膚也跟著一層一層解開，筋是筋，骨是骨，肉是肉，淋巴是淋巴，都分開後，運轉就沒有障礙了，互相就協調了，身體就強健了。

經絡共振醫學幫你「平衡」，紓解壓力，調整情緒及心智，讓內心感到和諧與快樂。就沒有「病症」，就是「健康狀態」。

經絡共振醫學，用「老絲瓜絡」搓擦皮膚，就是讓根源熱，無論擦背或捶背，都能達到「背宜常暖」的目的。提醒！天冷，要注意對其他部位的保暖，千萬不能只是「暖了脊背，凍了四肢」！

常說「洗澡七天不如一擦」，搓擦共振法！用絲瓜絡搓擦，能夠散胃寒、瀉胃火、外發心火，搓擦後能使淋巴運行加快，提高人體免疫力，建議秋冬季節搓擦皮膚能去汗淨身，又能強身健體，預防感冒，也輔助改善腰背痠痛、胸腹悶脹等。

氣結形成病根，「冷腹部」是關鍵所在

在台灣島居住的人，都離不開「風與寒」兩個症狀，在睡覺時吹了寒涼的冷氣，時間久了，早上起來有鼻子過敏、頭重、肩頸不適、落枕，這

也就是膀胱經受了風寒。

五臟六腑的結節也都出現在膀胱經上，因此要築起第一道防線，最簡單的方法，就是請別人幫你搓背，躺在床上休息時，床被最好能夠散熱，而且還能夠保溫，不能冰涼。

現代人的肚子通常是「涼涼的」，摸肚子時覺得冷冷的，肚臍上方溫度比肚臍下方更涼，就是內臟虛寒，身體就不太容易動起來，或是動沒多久就感覺到沒體力。只要肚子摸起來是一坨的，是冰冰冷冷的，就是垃圾在肚子裡儲存著，排不掉，這叫做「冷腹部」，是病氣的結節，也就是氣結，氣結後形成病根，累積下來的疾病很嚴重。

肚臍有了氣，叫精氣，所結的氣，叫做丹田，但是如果肚子凝聚的是病氣，就是腫瘤！人體的結構是一團元氣，而瘤，也是丹田，既然是凝固的氣，說不定是元氣，能共振出力量，形成氣的來源，或許瘤本身不是真的瘤，說不定是治病的另外良方！

經絡拳建議晚上泡腳，讓寒邪從身體引流下來，熱會把寒逼出。若不方便泡腳，就用絲瓜絡在後背膀胱經，上上下下搓擦，只要舒服，原本身體會痛的、會癢的部分，慢慢地處理後，漸漸好轉。

膀胱經往上延伸到腦部，往下延伸到腸部。和膀胱連動共振度最高的，就是膀胱經、心經和小腸經，這三條經。

手太陽小腸經和足太陽膀胱經是有連動性的，人們常說：古道熱腸，當膀胱沒有寒氣時，腸是熱的，腸熱時，心有活力，全身溫暖，比較不容易產生僵化。腸一旦變成冰時，膀胱的寒氣會一直留存，吃任何東西形成

拉肚子、過敏和皮膚病。

現在有很多人治不好過敏的問題，其實是他喝了冷飲，冷飲基本上會造成內寒。身體有外熱，吃了冷飲會感覺很舒服，但是身體會越來越寒，肚子像冰塊一樣，就會經常拉肚子；而腸道應該要熱的才對。

腸子的問題會讓你變成體寒，筋變硬，而筋常變硬時，血管就跟著硬了。心血管疾病，說穿了，就是膀胱經、心經和小腸經這三條經的問題，不容易治療，這是生活習慣，累積的時間可能長達二十年、三十年、五十年。

平時在洗澡時，用絲瓜絡處理表層，或者是乾洗搓一搓表層，哪個地方有問題，就直接在那裡共振。平常多多地振盪膀胱經、心經和小腸經這三條經，對身體會有很大的幫忙，尤其是改善四肢冰冷的問題，最為明顯。

食療和氣療要同步進行

當身體走向衰敗的同時，體質也會變得更加寒涼，通常免疫力低下，不能有效阻擋外部毒性物質的侵入，為腫瘤創造了生存環境。因此「食療＋氣療」，要把寒性體質改善，身體各種功能就能自動調整回來。

吃蛋不舒服！把蛋加點辣椒，蛋辣椒，蛋會讓身體很好吸收，容易消化。喝牛奶容易拉肚子！把薑汁或肉桂粉加在牛奶裡，把寒性逼出，喝牛奶就不過敏了。食療，就是在互相的搭配，假如你學會了這套系統，身體就不容易生病。

當人氣血不暢通時，氣就沒有辦法貫穿到四肢末稍，體寒會招惹很多病症，而且更容易引起癌症的來襲，當寒凝滯後，血停滯，不通，時間久

了，會發生痠痛、刺痛，再來壞死。

氣療，「打氣療法」，能推動衰退的微血管，也將血液送達到身體末梢，避免肌膚老化、失智、骨質疏鬆等等狀況。在狀況還沒有發生之前，多注意自己的飲食，多注意自己的經絡打氣，食療和氣療同步進行，你就完整的尋到治病的方法。

治病求本，要從身體共振開始

身體表層的疾病，比方常說的青春痘、疱疹，或者是異位性皮膚炎，表層的問題，是五臟六腑失去了平衡，可能吃了過多身體不需要的東西，或者是吃了過多習慣的東西，成為另類的偏性，偏性就變成毒藥了，毒累積到一定程度後，聚毒後就變成病。

解決身體聚毒，最快方法通常是吃藥，以毒攻毒，生病人喜歡「吃藥」這個選項，好得快！醫院給的藥，是合法的毒，不論是非法或合法藥「都很毒」，主要成分大多是中樞神經抑制劑，容易會造成心悸等。或許這原本就是錯誤的治病習慣，總是尋求醫生來幫你治病，不斷地去治病，卻可能不斷地生病，創造出另一種供需平衡。當然你還有另外的選項，讓你有機會來賭一把，給生命新的機會，就是學習「經絡共振」。

人體自醫現象，常進入「棄車保帥」！四肢冰冷，代表血液先供應了腦部使用，只要打氣，經過「經絡共振」後，頭是清涼的，循環了，四肢就不會冰冷了，你就獲得健康了。治病要求本，先調理內在臟腑，身體健康後，氣血自然被調動，滿足了頭部、心臟後，調動到四肢，要從身體內在共振開始，請從共振「腹部」開始，才是治病根很重要的關鍵。

01 排體濕＋排體寒，讓體質逆齡二十歲！

現代的生活，有冷氣讓人沒有機會排汗，再加上運動不足，導致代謝停滯，身體就累積了很多的寒氣、濕氣，時間久了，混亂體內金木水火土的結構，出現了各種疾病在體內運轉。

情緒，會助長體內的濕和寒

人會生病，代表身體有了把柄，以五行來講，病屬火，人一生氣就有了火氣，病毒也會跟著進來，病就慢慢有了把柄在體內運轉，你就生病了！

病，就是有寒、有濕在體內，導致於病根不斷地加重，原本在表層、肌裡、皮膚，最後到了經絡，傳遞到五臟六腑，就形成各式各樣的疾病，引發到最後就是一般常說的四肢有風濕的關節發炎、高血壓、糖尿病，未來還有腦中風。

病，也來自於你內在的心性，心性的毒，煩惱、怨恨，侵入到五臟，就有了病痛。把柄出現在心經，控管著人的心浮氣躁；出現在肝經，控管著愛恨交集；出現在肺經，控管著憂愁太過；出現在脾經，控管著思慮太過；

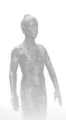

經絡拳共振醫學幫你「尋根治痛」

出現在腎經，控管著驚慌恐懼。

　　每個人的體內都有垃圾，例如：鋁、藥物，或是染髮劑等各種添加劑，元素會變成重金屬，累積在體內時間久了，重金屬會氧化，身體有了把柄，最後身體的每個關節處，每個臟腑，都變成它的戰場，開啟發炎狀態，也造就了現在一般人體濕，或是體寒的體質。

STEP 1.　**肝病**：愛恨交集。來自於生悶氣，怒氣傷肝後，濕熱引發頭痛、眼角歪斜、牙痛、耳鳴，經常會有半邊的麻，嚴重到最後半身不遂，或者是中風。有這類現象的人，個性是屬於愛恨交集、咬牙切齒，就是有了肝毒的問題。

STEP 2.　**心病**：心浮氣躁。所謂的火氣，火氣很大，人心浮氣躁，常罹患心臟二尖瓣脫垂、心肌梗塞，癲癇症、精神病，全部都跟心有關聯。當心經出了問題後，導致心血管中的氣不動了、卡住了，就容易形成嚴重的心血管現代文明病。

STEP 3.　**脾病**：思慮太過。碰到事情經常抱怨，抱怨就是怨氣，怨氣很容易變成所謂的脾病。所謂的脾病，就是怨氣，會形成腹部脹滿、打嗝、胃虛、胃寒、胃潰瘍、

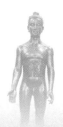

胃黏膜等等。總是想太多，怨氣太重，
要把它放掉，才有可能改善。

STEP 4. **肺病**：憂愁太過。嚴格說起來就是煩惱，
會容易記仇，會容易嫉妒，放在心裡頭，
肺一旦傷到後，有可能到年紀大時，就
開始擔心，開始想太多，擔心沒有人照
顧，擔心自己生病後是不是要住養老院，
擔心沒有錢養老……擔心很多，就是肺
病。

STEP 5. **腎病**：恐慌恐懼。內在總是有煩，長久
煩惱的人，內在的恐懼就很大，傷了腎
經後，腰痠背痛，全身關節、四肢虛弱，
未來的骨頭容易壞死，骨質疏鬆，容易
產生體濕的疾病。

養氣！從改變飲食習慣

很多人沒有習慣調整自己的身體，陽氣一旦不足，濕氣上升，寒氣也
上來，加上睡眠不足，經常消耗自己的體力，心情也經常浮躁，消耗身體
上好多的正氣，就消耗到內在的陽氣，免疫力就下降了，又亂吃東西，剛
好就把濕和熱往內運轉，而不是往外釋放。

STEP 1. **盡量不吃冰箱的食物**：優酪乳雖然是很

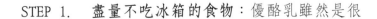

好的乳製品，但是它存放的空間是在冰箱，長期食用，鼻子會過敏，會造成腎臟和脾胃的負擔。以飲食的角度來談，從冰箱拿出來的食物有寒，容易造成體寒。建議改變飲食的方法，盡量不吃冰箱的食物，要吃發酵品，不如改吃紫米甜酒釀或是味噌，這類發酵品不用存放在冰箱，對腸胃道很不錯。

STEP 2.　**多喝水、喝檸檬汁來幫助排毒**：當身體有很多的毒素代謝不掉，臉部長了很多的痘子，改善這種現象最好的方法，就是經常喝水，或是喝新鮮的蔬果汁來幫助身體排肝毒。經常喝檸檬汁，能排除身體上的乳酸。

如何透過經絡的角度來排濕

　　當體內的濕氣重，堆積久了，變成濃稠的痰，痰久了變成硬塊的瘀，就是所謂的疾病，血管硬化、身體出現很多的硬塊、臉部的斑點……是瘀，只要排濕就改善了。

STEP 1.　**內關穴和外關穴**：處理內關穴，能量傳遞到心肺，處理外關穴，能量傳遞到腦

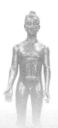

部。在內關穴和外關穴理一理、揉一揉、拍一拍，加強心肺和腦，改善心腦血管的循環代謝。

STEP 2. **足三里穴**：加強振盪足三里穴，內經有云：「有胃氣則生」，胃氣強壯了，身體比較不怕冷。

STEP 3. **三陰交穴**：加強振盪三陰交穴，和振盪足內踝，也就是解谿穴四周，身體溫熱起來，能排出身體邪氣。

STEP 4. **多泡腳**：泡腳讓身體的寒氣得以排出，增加動靜脈之間血液的活化，避免硬化。

POINT： 建議泡腳的水溫要稍微高一點點，大約在 45 度～ 47 度之間，最好能泡到小腿肚，靠近足三里穴。

食氣功＝足跟氣功＋逆齡氣功

食氣功，幫助身體進入到排體濕的狀態，當腳越靈活、越輕，頭的熱度就會消失。食氣功分為坐功和站功，以下介紹「坐功」的足跟氣功，和「站功」的逆齡氣功。有關於「食氣功」功法的操作細節，你可以透過 QR code 來學習。

STEP 1. **食氣功—足跟氣功：**「坐功」的足跟氣功，是坐辦公室的人專用的，只要坐著就操作了。一共有八式，從氣動胃經、脾經、肝經、膽經、膀胱經、腎經、任脈，到最後的氣動俞穴，讓五臟六腑的疲勞完全消失。

STEP 2. **食氣功—逆齡氣功：**「站功」的逆齡氣功，人在往前走時會吸收寒氣，往後走時，剛好把寒氣退掉。往前走，進入到生老病死，倒著走，就回溯到過去。

　　站功的逆齡氣功，透過神經性的運動、鍛鍊，倒退走的方式，由腦神經啓動脊椎神經，到全身各地的神經系統，尤其是到坐骨神經，完成非常重要的拉筋動作，並且能加強身體熱能的燃燒，把身體的多餘的脂肪代謝掉，寒氣也跟著被煮沸了、消失了，對於腦部的活化，非常有幫助。

　　逆齡氣功一共有十式，建議只要過了五十歲以上的人，都應該學會這套逆齡的功法。

70%的病症　都集中在下半身

　　頭很熱，代表體濕，腳很寒，代表體寒，健康的人要頭涼足熱，才能讓神經運轉正常，血液保持暢通，身體能夠保持在平衡狀態。

所謂的病根，並不是在找病痛處，而是在找它的病源處，身體 70% 的病症都集中在下半身，當腳出現寒涼，代表腿部的血液沒有動力往上流動，表面所引發出來的肩膀僵硬、頭部頸部不舒服、頭痛…等，其實只要把小腿肚處理好。

打氣小腿內側改善月經失調＝脾肝腎經：
能改善手腳冰冷，使皮膚變光滑。
打氣小腿後側改善失眠頭痛＝膀胱經：
能改善水腫、腰痛，減輕失眠。
打氣小腿外側改善腰痠背痛＝膽經：
能緩解頭痛、肩膀痠痛、頭暈等症狀。

STEP 1. **推揉小腿肚**：平時多揉小腿肚，增加心肺功能的動力。之前可以泡澡、泡腳，或是準備一條溫熱毛巾包裹小腿肚，給小腿肚溫度，或是用「艾草溫灸」，建議用「推筋棒」揉揉筋，由腳跟往膝蓋方向推，順著血流方向讓小腿肚的沉積物推出去，有點痠痛，才有效能，促進血液循環。

STEP 2. **推氣到足趾尖**：氣血不通百病生。距離心臟最末端的，就是足趾尖，末梢血液

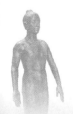

最不容易送達，就容易出現灰指甲。表
面上灰指甲是黴菌所造成的，事實上是
身體的體溫比較低，永遠都送不到足趾。
建議用「大能圈」套住每根足趾，增加
末梢內在壓力，從而使你的腳變得溫暖，
減輕刺痛感和腫脹等症狀。

不讓腹部變涼，保持脖子溫熱

人常吹冷氣，脖子就容易受到風寒，脖子和肚子是濕和寒的重災區。
濕寒讓人的血液與淋巴液在身體流得非常緩慢，甚至不動，發炎物質也更
容易累積。

女性和男性體質最大的差別，女性有三分之一的血液全部都集中在腹
部運轉，能夠將腹部的溫度提高，身體好很多，腹部是女人要特別照顧的
地方。

因此千萬不讓肚子變得冰涼，尤其是在肚臍周邊，肚臍寒氣會導致女
性宮寒。因此只要保持肚臍周邊與頸部周邊溫暖，就能促進血液流動，放
鬆僵硬肌肉及緊繃神經，改善身體的各種僵硬與疼痛、冰冷的問題。

POINT：建議在肚臍與脖子周圍進行艾灸治療。 治病根，先讓腹部
變得溫暖。也用毛巾包住頸部周圍提供支撐，脖子保暖就能改善頸部循環。
溫暖脖子周圍，喉嚨痛能獲得紓解，讓副交感神經佔優勢，效果值得期待。

治病根！以「病」為「師」

生病並不可怕，可怕是治標而不治本，病在身體、病根在心靈。我們以「病」為「師」，練習「病得很健康」；知道病是怎麼來的。

病根，除了表現出體寒、體濕外，也涉及到心病問題。痛，是無常的，一如身體的老、病、死，讓我們看見，「病中好修行」，苦生起的地方，就是解脫的地方。

給自己機會，讓病不再是減分，而是加分。以三十天為療程，在三十天之中去改變，盡量讓自己的生活作息保持正常化，保持微笑，看什麼事情都是用喜悅的方式去面對，或許你什麼都沒做，把心打開，病得健康，病就好了七成啦！

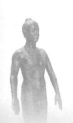

02 「經絡拳」與《黃帝內經》

大道至簡，用一句簡單的話來形容：學習「經絡拳」
要用心，學習「黃帝內經」要內求。

《黃帝內經》講的是「內求」

全世界的大道理都是非常簡單的，要先找到原理，才能夠從根本去著手，下手要簡單、明確。《治病尋根》這本書，幫助你瞭解「經絡拳」與《黃帝內經》的治病精髓與根本，否則你打了五十年的經絡拳，或者是看了上千遍的《黃帝內經》，恐怕也沒有辦法獲得健康與長壽。

後世在研究有關《黃帝內經》的書非常多，應該有幾千本吧！你一輩子也看不完的，看到最後會越來越求取知識面，但也越來越模糊，最後還是不知道《黃帝內經》講了什麼方法，才是對你的身體有益。

自問：「你快樂嗎？」建議你，不如去發掘《黃帝內經》的「內求」。所謂內求，就是要你安靜下來成為「覺醒者」，能保持巔峰狀態，讓所有系統發揮最高效能，依靠「內心」去提升，你需要擁有「大能量」般，如「喜悅禪」把心轉向注視內在，讓自己的思緒安靜下來，心安靜思，問自己問題出在哪裡？

「主不明，則十二官危」，人內心處在焦慮不安、恐懼之中，這樣下來他的經絡不通，身體有毛病。「百病皆生於氣」，氣就是用過量了，身體才會出現問題。怒氣就傷肝、喜氣傷心、悲氣傷肺、憂氣傷脾、恐慌的氣傷腎，傷到最後沒氣了，沒有生命力就死了。其實人不是老死的，也不是病死的，全都是沒了「氣」就死了。

內在。心，決定一切。只要能安靜下來，就有辦法把經絡打通，只要你能夠瞭解《黃帝內經》所表達的內求，淨化心靈，是獲得內心平靜與快樂的唯一方式。「喜悅禪」課程把心轉向注視內在，讓自己集中注意在呼吸，或者是打氣的心境，只要堅持堅定，內在專注力就會越來越清晰。

每天願意多抽出一點時間上經絡拳課程，把心也轉向內在，用心打氣，釋放仇恨、貪婪、嫉妒等情緒汙染，培養利他之心、內心逐漸淨化心靈、去除毒素，就能夠解決根本問題，散發出深層的生命力。

學習經絡拳要用心打氣

坊間有非常多的人認真地在拍打，但是如果完全不考慮經絡的拉力變化，筋膜間的拉扯關係，就沒辦法靠角度去切入，最終經絡氣血供應減慢，不能滿足身體需求。

打氣！用十種角度拳法、六種瓦數大小勁道，就只有「經絡拳」，二十多年前就開始深入研究。經絡拳是應用角度去切入，不只是單一方向，垂直下去的施力。這就好像是在切雞肉時，用那個角度能切到「骨肉分離」，如庖丁解牛，乾淨俐落，其實是切點的角度。

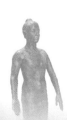

打經絡拳從來不是劇烈運動，而是氣血供求平衡的運動。一般拍打功是垂直下去，沒有應用到拋物線，氣血凝固在表層，時間久了，肌理越打越僵化，不會柔暢，皮膚亮度也會下降、黯沉，這就不是打經絡拳，而是拍打功。

拍打功在劇烈運動後，會發痠或者無力，這是因為需要更多的氣血供應、修補，超過了正常機體氣血供應的限度，導致氣血不上來而發痠。因此拍打功的人，臉會暗暗黑黑的，而經絡拳打氣的人，臉會亮亮的，摸下去肌肉有彈性 QQ 的，不會硬硬、老老的，這是差別之所在。

身體痛點每天都不一樣，這條經痛，明天不是這條經，而每個穴位痛點都在改變，會左扯、右拉的偏移，隨時用不同的角度去切入，才能把問題處理開來。

打經絡拳，要透過用心，才找得到問題之所在。可幫助打通任督二脈，和十二正經。注意以下幾個經絡拳的基本概念：

STEP 1. **先打氣，後揉筋**：打一打、揉一揉。揉的不是痛點，有時是周邊舒服的點。打時打散那個痛點，當你揉完、打完後，再去做任何的肢體運動，絕對有利於關節，有利於筋骨，有利於內在的臟腑。

STEP 2. **尋找相關的脈絡**：身體想動時卻動不了，那就要去找到相關的脈絡，探索如何打、

如何揉，讓腕關節、肘關節或者是肩關節、膝關節等各個關節，能順利的活動，而不僵化。

STEP 3. **離穴不離經**：人體的穴位，會隨著坐姿、體型和體態而變動，一直執著於穴位不容易見效，這就是為什麼很多人用針扎穴位，卻效果不佳。

經絡拳是離穴不離經，所以很多人喜歡用經絡拳來打氣，它的範圍廣泛，容易找到更深層的病徵，提前釋放出來，不用花時間去找某某穴位，而花時間去感受這條經目前的狀態，這樣子比較能理解具體的問題。

STEP 4. **握固拳**：剛出生的嬰兒，握拳的方式是把拇指內扣，放在中指的根部，然後握住，這叫「握固拳」也稱「握氣」。氣握住，就是讓拇指的肺，扣住了中指的心包，剛好點到勞宮穴，產生心肺循環，自然而然五指之間的末端血液，產生高度的循環氣脈，當氣脈動能越高，生命力、感知能力就越強。

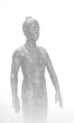

打經絡拳，就是要跟嬰兒一樣握固，用勁但不用力，用這樣的方式去共振時，心臟也會越來越好、越來越強。

STEP 5. 「治病尋根」是找出來的：很多人會花很多時間在治標，治脖子、頸椎不舒服，治頸椎僵硬，但是怎麼治都治不好，直到有一天學到了經絡拳，原來就在胸骨有個痛點，把它推開、揉散了，頸椎問題就改善了！「治病尋根」是找出來的，你要相信身體，將幫你找到病根之所在。

經絡拳沒辦法論述痛點在哪裡，只能取範圍，你只能自己找，找出來就屬於你的病根！而且每人都不一樣，例如有人偏膻中穴上面一點點，這是屬於肺、腎的問題，有人偏往下一點，那是肝、脾的問題。有人偏正中的，那是屬於心和腸道的問題。

舉例來說：鼻塞、過敏不舒服的問題，用經絡拳，直接用中指彈鼻翼兩側，彈到鼻根，彈就是共振，共振後再從「印堂」往下不斷地搓，不到三分鐘時間，馬上神清氣爽，鼻竅全通。

POINT：成為經驗分享的經絡專家。經絡在「深層點」，有如神丹妙藥，很深入，不是一般經絡上的點，而是你用經絡拳找出來的痛點。

如何幫助身體把濁氣排出去

身體有很多的濁氣，有寒氣、熱氣，還有濕氣，寒氣通常往下走，熱氣往上走。身體的濁氣，透過三個出口排出：

STEP 1. **肛門**：先在肚臍周邊打打看，聽聽哪個地方的聲音不一樣，用揉的方式，一邊揉、一邊推，從上往下推，推完後，身體開始動一動。把尾骨往上翹，身體往下蹲，反覆做動作就是氣動，讓屁排得更乾淨。

STEP 2. **嘴巴**：嘴巴做深呼吸，打哈欠，是在換氣，而且是從腦部哈氣出去，把太陽穴打開。強制打哈欠大約十二下左右，過程中，摸摸頭蓋骨那個地方有洞，輕輕敲敲，特別加強幾個區塊：耳尖上面、百會穴、太陽穴下方、頷骨的頰車穴，輕輕敲敲，再揉一揉，肝就消除疲勞了，腎氣也補足了，感覺特別舒爽。

STEP 3. **鼻子**：當身體出問題時，鼻子按照平時正常的呼吸，那就太弱了，必須要想盡辦法讓它打噴嚏，打噴嚏就是把的寒、濕、濁排出來，一直打、一直打，到最

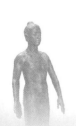

後身體會微微的流汗，就覺會得很舒服。打噴嚏的方法很簡單，用毽子上的鵝毛來搓一搓鼻子，馬上就打噴嚏了。

POINT： **三口排濁氣**：身體有三出口，身心靈也有三部；肛門口是身體，嘴巴口是心情，鼻子口是靈魂，身心靈的濁氣由這三孔排出。建議你每天一早在刷牙時，用力壓舌根，強力打嗝把胃的悶氣嘔吐出來。

用心打經絡拳，找到人體阻塞點，因為萬病都要用心藥來醫！

03 「瘀和堵」是看不見的大病

每天回到家，總會覺得肩膀硬硬卡卡的嗎？請你「氣動膽經」左右身側各三分鐘，促進淋巴循環，能讓身體血液循環變好，消除經絡裡的堵塞感，對於肩頸和背部僵硬具有緩解效果。最棒的是，只要自己一個人就可以輕鬆實行「化瘀和通堵」。

預防醫學：「梳理頭部經絡」就對了

慢性病！身體原本要透過器官排出去的廢物，卻留在體內，毒素沒有排出去，形成淤塞、堵塞，身體就出現肩頸痠痛，身體很不舒服，未來就是無法擺脫的慢性病。

頭為「諸陽之會」，人的頭部居於人體最高部位，人體的重要經脈和四十多個穴位均聚集於此。梳理頭部經絡可以除百病，用腦過度感覺疲倦時，梳頭數分鐘，則會感到輕鬆舒適，有疏通氣血、健腦聰耳等作用。

其實血液循環的障礙，皆由頭部開始。因此透過梳頭按摩頭皮，疏通頭部經絡，從而使人體氣血通暢，起到保養頭部和頭髮的作用。當頭部循環好，頭髮長出來也比較烏黑亮麗。

經常用梳子梳理頭髮，能疏通經絡，活血化淤，改善頭髮營養。建議

從前額髮際開始,自前向後,沿經絡走向梳至後髮際,由前往後。接著從兩側太陽穴,梳理到頭頂,從百會穴附近的頭頂,呈放射狀,向頭的四周梳理。

> **TIPS**
>
> 「梳百會穴」抵禦外邪,「梳通天穴」增強免疫力,「梳風池穴」改善患者的眩暈症狀,動作不要太快,每次梳一百下左右,梳至頭皮微熱,早上梳理效果最好。

預防醫學:「梳理手臂經絡」就對了

早期的人對於肩膀痠痛,可能會使用經絡的按摩方式,按摩肩膀、轉轉肩膀,雖然暫時舒緩,但肩膀痠痛還是反覆發生,慢慢造成胸悶、手舉不起來、壓迫到頸椎等,也導致了呼吸短淺。

其實肩膀痠痛的人,手臂先僵化了,肩膀才痠痛。比方說手臂長時間懸吊著,用手打電動或滑平板、手機,導致肌力退化,除了難以代謝廢物之外,時間久了會導致手臂僵化,也容易提高在搬重物時,骨骼肌腱受傷的可能性。改善肩膀痠痛有兩招:

STEP 1. **一直線改善肩膀痠痛**:雙手舉起與腰背呈一直線,腰部不要彎曲,一次約花二十秒,重複兩次即可調整肩膀位置。

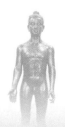

STEP 2. 　**梳理手臂畫圓圈**：用五指梳理手臂的手三陰、手三陽，沿著經絡的走向梳理，肩膀就能夠舒服很多。接著緩緩地轉圈，手臂畫圓圈，順時針十五圈，逆時針十五圈。

> **TIPS**
>
> 　　肺部深呼吸七次，讓效果加倍，不僅放鬆背部，還有助於放鬆肩頸僵硬！

如何排「堵」！化「結節」！

　　人一天不上廁所，食物在大腸停留下來，所殘留下來的毒素至少會有三十多種。當毒素累積到某個量，就像下水道一樣，淤塞了，然後堵住，身體的免疫力開始轉弱，容易誘發心腦血管疾病，故排毒很重要。

　　覺得全身僵硬痠痛，血液循環不良，整個人疲勞又想睡，筋骨痠痛，說穿了就是「有瘀」、「有堵」，形成了拉力變成「結節」。

　　堵在腺體上的結節，形成婦科疾病；堵在乳腺的結節叫增生，乳房腫大或腫瘤；堵在心臟的，叫心肌梗塞；堵在腰椎上叫腰椎骨刺；堵在頸椎叫頸椎骨刺；堵在臉上的叫青春痘；堵在肛門口的，叫痔瘡。

　　堵，問題太複雜了，但也很簡單，形成各式各樣、各種名稱的疾病，你不要在乎病名，要在乎的是堵在哪裡？要怎樣把它處理開來？

　　經絡拳提供非常安全有效的方法，讓呼吸變得柔暢、促進淋巴循環，

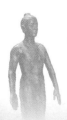

不用靠任何人，就能把體內的垃圾毒素給排出去。請定期用打氣的方式來排毒，排出體內老廢棄物的同時，又可消除筋骨僵硬！

> TIPS
>
> 　　打氣膽經，打在身體兩個側面，從頭到脖子，再下行至腰、腿，沿足背到足第四趾外側端。並且「氣動膽經」左右身側各三分鐘，能促進淋巴循環，讓血液循環變好，消除經絡裡的堵塞感，對於肩頸和背部僵硬具有效果。

調整腎，能防「堵」！調整肝，能防「瘀」！

　　肝不好，容易焦躁易怒，「瘀」也是鬱結的「鬱」，人的精神鬱結了，也形成身體的瘀結。調整腎，能預防「堵」，調整肝，能防「瘀」，一定要疏肝，一定要健腎，才能夠真正啟動防瘀、防堵的工程。

　　先處理耳朵，把腎氣調動上來，另外再處理肝，活血。耳朵一直按摩，讓耳朵瞬間發熱。用食指和拇指把耳輪撚一撚，撚到耳朵充血發熱了，腎氣就帶上來了，當腎氣帶上來後，人就自然變得健康。

　　肝是重要的排毒器官，養肝、護肝太重要了，刺激肝經穴道能夠抑制焦慮，改善胸悶，以下透過幾個重要的穴位來養肝、護肝。

STEP 1.　**大敦穴**：在大腳趾的內側，能清肝明目，讓頭腦清楚，用指尖或點穴筆刺激操作。

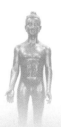

STEP 2. **行間穴**：在大腳趾和第二腳趾間的縫隙，
專門治療心火，把頭部的熱往下引流。
當肝熱，肝的血液送往心臟，就進入到
心經，心經往腦部跑，頭痛就很嚴重，
口腔潰爛、牙齦浮腫，以及舌尖類似發
紅、有一點要長，就從行間穴改善，
把肝熱引流下來。

STEP 3. **太衝穴**：在第一腳趾和第二腳趾之間，
往上推到兩根趾頭交會的最高點，這穴
位經常使用，也非常好用，能夠把瘀毒
的氣機引動出來。

POINT：**練習肝經**。靜坐深層放鬆具有療癒力，內心放鬆，能強化療
癒的效果。請將注意力放在肝經的大拇趾上，充分感受肝經腳趾深層放鬆
了，想像一道燦爛的白光遍布整個腳趾，好像腳趾是一個有調光開關的電
燈泡，此時你會有種不可思議的感覺。

早上調肺鍛鍊「易筋經」，晚上調肝疏理「兩肋弓」

早上的七點到九點，是肺臟新陳代謝的好時機，（這裡指的不是肺經，
而是肺臟），這個時間點要重視排泄，氣要出來，要做肺活量的鍛鍊，要
稍微有一些用力地去運氣鍛鍊。

建議你鍛鍊本書第三部「易經筋」十四勢，每勢都含有用力運氣的訓

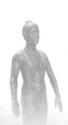

練。動作以脊柱為中心，做整體的運動，用到了扭轉的力量，讓肺活絡起來。

　　POINT：早上吃堅果養肺。蓮子、黑芝麻、黑豆等，養肺強身。早上吃堅果，鍛鍊肺活量，一早身體很有活力，對於排毒也很好。

　　當「肝經循環」發生了異常，容易健忘、不容易入睡、情緒起伏大、不容易熟睡、常做夢。肝主藏血，肝主疏泄，有調節血液功能。《素問 • 五臟生成》：「肝之合筋也，其榮爪也。」肝又為將軍之官，主謀慮。

　　其實晚上是調整肝臟的最佳時機，最好的方法是喝溫水，喝蒸餾水就更好。睡前喝杯蒸餾水，給肝臟做個「大掃除」，能稀釋血液，有助於預防心血管疾病。

　　建議你睡前鍛鍊疏理「兩肋弓」，暢通肝經，將雙手五指分開插向兩側脅下，由外沿肋間內推疏理十次；再以雙拇指內推肋弓十次。

　　POINT：暢通肝經。以兩拇指點揉期門穴、章門穴，並沿肋間隙疏理十次，讓身體韌帶、肌腱，都充分獲得伸展，保持經絡暢通，才不會導致於肝腎負擔太重。

多食用蜂蜜讓身體變輕盈

　　當你出現呼吸問題，出現口乾、咳嗽等肺熱之症，像唇乾、喉嚨乾、皮膚乾及大便乾等燥症，說明體質正在轉弱當中，你很容易被外來入侵的流感病毒影響和感染，容易變成肝炎、肺炎、胃炎的可能性，這時請要記得，多食用「蜂蜜水」救你。

《本草綱目》明朝李時珍有記載，蜂蜜安五臟的不足，益氣補中、止痛、解毒，久服強身，又讓身體變輕盈，是延年的神仙用品。

蜂蜜入脾、入肺、入大腸，促進新陳代謝，幾千年來，很多智者都是用蜂蜜來養生，建議每天早上或晚上喝蜂蜜水，來幫助潤腸通便，對於清除體內垃圾也相當好用。

POINT：你需要洩火了。將純蜂蜜 20 公克，加入適量溫開水 200 毫升調勻，本方適用於肺燥咳嗽，早、晚各服一次，千萬不要用熱開水去煮蜜。

安享晚年，你需要《治病尋根》這本書

我們長期研究經絡的預防醫學，《治病尋根》用新科學來改善身上慢性病，這本書將會帶領你往正確的方向，幫你獲得健康的體態、強壯的體質，每天若能抽出一點時間和自己獨處，便能徹底消除疲憊，重拾活力。

你想要安享晚年，你需要的就是《治病尋根》這本書，只要抽出 15 分鐘，進行簡單的打氣與靜坐，讓頭腦與身體都變得清爽！希望你體驗經絡拳，找到對的生活方式，能讓人生更有精力，更有活力。真誠的希望你因本書獲得驚人成長！

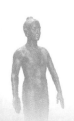

04 經絡平衡療法：脊椎矯正自己來

當脊椎歪了，一切都會被扭曲！經絡平衡療法，探討經絡拉力的「力學現象」，當脊柱某段偏左偏右或前後偏離，便會造成椎體歪斜，即為「脊椎側彎」，容易誘發頸肩痛、背痛、五十肩、腰痠背痛以及坐骨神經痛。

力學療法：用「臀」寫「8」

人老了，個子矮了，背駝了！這種現象相當普遍，這是為什麼呢？因為經絡拉力的「力學現象」。

脊椎問題不分年齡，脊椎真正健康的人，可能不到 12%，有 88% 的人經常腿痠、腳麻、肩頸痛……漸漸開始會發現下半身沒有力氣，這可能表示你有脊柱狹窄的問題了。而當中樞神經壓迫，將造成更多臟腑疾病，如：腎臟病、肝臟病、心臟病或是感冒、氣喘……等。

經絡力學不平衡，導致脊椎也跟著歪斜，頸關節會影響到手與胸部，腰關節會引發腿部問題，探索源頭，卻是股關節問題！

身體四個平衡點：股關節 x2 ＋肩胛骨 x2！汽車有四輪定位，同樣的，

身體也有四肢定位，這四肢定位就是肩胛骨和股關節，而股關節也就是骨盆髖關節。

股關節一旦出現異常了，走路常有長短腿，無法平衡，形成疾病；而肩胛骨異常了，產生高低肩，也容易誘發手部關節的症狀。股關節、肩胛骨這兩個區塊，對於人體起到一定的平衡作用。

POINT：**力學療法，用臀寫8。**把雙腳打開與肩同寬，雙手插腰用臀寫8，一邊吸氣一邊出力腰部，一邊吐氣一邊放鬆腰部。建議你每天早晚各做一回，左右各做8次，能就把異常的股關節、肩胛骨恢復正常，消除扭曲，氣血順暢，就能輕鬆預防下半身出現麻痺的現象。你若無法久站，請將雙手扶在牆上喔！

長短腿要不要治療？

請你平躺，雙腳屈膝，如果膝蓋會一高一低，你可能是長短腿！

其實，沒有人四肢是完美左右對稱，人經常在走路，會揹背包，會拿東西，或是上坡、下坡、向左轉、向右轉，身體會根據外在環境做調整，腳在長短之間相互配合，才能夠安穩的在道路上行走。

正常人難免有腿骨不等長的差異，就像有大小眼一樣。其實兩腳長短差異範圍在二點五公分以內，不需要處理，這是身體的自動調節狀態。

長短腿要不要治療？你必須考量是否因脊椎側彎，或骨盆傾斜所造成的長短腳。若是脊椎側彎，可用復健方式矯正，而椎間盤突出可以物理治療、負重復健，嚴重者才需要開刀。

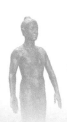

左腿長的人，大多容易引發肝膽腸胃與婦科疾病；而右腿長的人，容易造成心律不整或是狹心症，或是經常性的咳嗽感冒。但是一定是如此嗎？當然不一定，也就是千萬不要去著重腿長或腿短，那是身體的自動調解。

宣院強調的是附著在骨骼周邊的肌肉、韌帶到底有沒有萎縮？骨骼周邊的氣血夠不夠？這部分才是需要做調動矯正的。簡單說：先把經絡的狀況處理好了，再來調整所謂長短腿與左右之間的平衡。

> **TIPS：切勿病急亂投醫**
>
> 　其實長短腳不是以平躺兩腳腳跟靠攏的方式測量，只有照 X 光片檢查最為準確，骨頭傾斜有角度的差異，很容易造成錯覺。針對長短腿，兩腳差異在一吋以上，使膝關節、踝關節、髖關節、脊椎等產生不適，才需要就醫診斷。

股骨關節內彈響，拉伸或打氣膽經

脊椎是人體正中線軸心，脊椎體是兩個凸、兩個凹的完美曲線，呈現雙 S 型的曲線。完美身姿是離不開這四個生理彎曲，幫助脊柱吸收外來震盪，合理分配身體的負荷，保持壓力平均分配於每一節椎體。

胸椎和骶椎的生理彎曲是先天存在，頸椎和腰椎的兩個彎曲是後天形成的，但在互相抵消後，脊椎看上去還是直的。

請你面對牆壁站立，看看脊椎是否有完美曲線，頸椎凹，胸椎凸，腰椎凹，骶椎凸。

　　每個彎曲的存在，對於脊柱的承載力就會增加一倍。當人生理彎曲減少，脊柱的承重力就會減弱，就會感覺到脊柱容易勞累，這時候如果體型較胖，脊柱椎間盤壓力會更大。如果脊柱變直，最底下的椎間盤受力會增加很多，這時椎間盤特別容易退變。

　　當脊柱變直，骨骼周邊的經脈、絡脈或是韌帶、肌肉群，容易受到經絡氣血的調動，造成骨骼被肌肉彼此牽絆。如果將經絡氣血平衡了，肌肉就不會硬拉，結果就會完全不一樣。

　　當左右兩邊經絡的拉力互相拉扯，容易導致骨骼變形、骨盆傾斜。脊椎彎曲的特徵，是維持身體的直立和緩衝震動。其中腰椎幾乎不能左右旋轉，旋轉是由頸椎和胸椎所提供的，因此如果彎腰再旋轉時，最容易損傷腰部椎間盤。

　　如果脊柱原本的彎曲度不見了，缺乏柔軟性，此時做任何運動，都有可能造成更嚴重的偏頗，即使走路，也有可能會傷害膝關節或腰椎。

　　當椎間盤退變後，股骨關節容易有內彈響，是由於髖關節周圍肌肉群相抗的牽引力不均勻，導致股骨頭與髖臼之間的軟骨對合面有微細差異，以致於在某一個角度活動時，會發生彈響。

　　關節外彈響，可以拉伸或打氣膽經，協助髖關節周圍的肌肉解除緊繃，改善肌力的不平衡。重點在放鬆髖關節外側的軟組織，如闊筋膜張肌、髂脛束、臀大肌等，以改善髖關節周圍力量，與柔韌性的平衡。

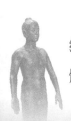

打氣！放鬆經絡拉力點，把股關節產生的扭曲變形，透過矯正帶繃住膽經大腿區，矯正肌肉群，同時校正經絡、打開髖部，會得到更為敏捷優雅、曼妙的體態。

POINT：脊椎矯正，症狀沒有解除不要急於調整脊柱形態。宣印學派強調雙腿的股關節，必須均勻受力，骨盆才沒有偏移。若兩腿受力不平衡，容易形成腰椎過度前凸，骨盆是前傾的，或是腰椎生理曲度變直，骨盆是後傾的。

刺激井穴，把氣血調動到末梢

學派研究，將「大能圈」綁在四肢末梢，透過足趾、手指指甲邊的井穴，做適度的刺激，讓氣血調動到四肢末梢，這對於肌肉群的平衡幫助很大，而且對於關節血液的流動也會有一定的助益，綁了之後，走路輕了，爬山更容易了。

綁的時間大約五分鐘至十分鐘就可以了，最長不要超過三十分鐘，不用綁到一天。有些人會出現這邊麻、那邊會痠，其實是代表內在經絡不通，會找到某一條經是需要打氣共振，需要補強的。

> TIPS
>
> 　　在矯正脊椎時，請先矯正四肢的末梢，再矯正關節的韌帶、肌群，矯正完成後，對於骨質密度將有所改善，也能預防骨質疏鬆。

脊椎矯正自己來

在生活中常見的「O型腿」和「X型腿」，是普遍需要矯正的腿型。針對現代人的壓力與不常運動，所形成的不良姿態，更是需要注意啦！提供你下面的方法自己矯正：

STEP 1. **面牆壁矯正腿型**：「O型腿」就是膝關節的地方無法併攏。先打氣四肢與骨關節處兩分鐘，腳尖觸牆，面牆站立，雙腳與肩同寬，雙手置於體側，自然下垂。鼻、膝、腳尖不能離開牆壁，尤其頭部不能左右偏斜，否則會使脊柱偏斜，吸氣下蹲到底，起立站直時把氣呼完，意守丹田處。

STEP 2. **坐姿膝蓋矯正**：請夾緊膝蓋，若腿力不夠，用矯正帶綁住膝蓋，無論是工作、看電視、等公車，只要是坐著，記得用力將膝蓋夾緊。每次練習持續夾緊五分鐘，時間一久還可以收緊大腿內側的贅肉，讓大腿線條更加流暢。

STEP 3. **在睡覺脊椎矯正**：用彈力胎綁住兩腿睡。綁在三陰交穴，顧頸椎！綁在膝蓋上的血海穴和梁丘穴，顧骨盆腔！綁在足三

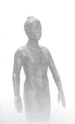

里穴、陽陵泉穴，顧腰椎！或是三個地
方都綁吧！

經絡平衡！大過於脊椎平衡

當各個關節歪曲時，請你不要害怕，面對問題，也不要因為它的歪斜，而造成自己內心也歪斜了，有很多關節歪斜、小兒麻痺的人還是活得很好，生活習慣也都沒有問題。

萬病的根源有兩個：一是脊椎的拉力，伴隨背後經絡的壓力。或者是經絡的拉力，造成脊椎的壓力。這兩種現象，是共同影響著。

健康的脊椎，是隨時都能適應環境。只要學會自己的脊椎怎麼照顧，自我調整好就好了。隨時保持經絡平衡，是大過於脊椎外在的平衡。

POINT：脊椎矯正自己來。脊椎是讓自己玩到平衡，感覺到很有力。很有力的感覺和舒服的感覺是兩大指標，就恢復脊椎最年輕的彎曲度，過程沒有特定的公式，一定要自己去體驗。

05 找找身上的「除濕」開關點！

2

未來，每兩人就有一個人活到一百歲！你是否常生病，但病情總是無法改善嗎？可能是體內濕氣太重了！就好像房子的濕氣很重，相信住在裡面的人都不會太輕鬆，同樣的，身體的濕氣沒有去除，身體就不會很健康。

台灣人 90% 有濕邪！每天早上一碗「祛濕粥」

你經常吃台灣美食：珍珠奶茶，炸雞、可樂、冰涼的食物……時間久了，腸胃功能下降，體內濕氣太重，如果又伴隨著寒氣，導致濕氣排不出來，你出現頭昏腦脹、渾身無力、老打哈欠、頭痛沉重，或大便後，黏在馬桶上很難沖洗。

台灣人 90% 有濕邪！當你常流口水，或是早上一起來口乾舌燥，伴有口臭，身體還會有異味。常感到身體很重、沒有精神，工作久了就疲勞，或者是越做越累，就算休息了還是會累。

身體的濕氣又稱濕邪，通常引發腸胃功能轉弱，就開始進入老化，出現掉頭髮、皮膚發炎或全身過敏、鼻子過敏等問題，經常發生異位性皮膚

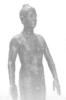

炎、皮膚癢或心腦血管疾病。

濕邪和脾胃、腸道的關聯度是最高的。越胖的人，就是濕邪越重的人，越瘦的人，火氣越重。許多有頸椎病、腰痠背痛或是關節發炎的人，身體上都有某種特質，這種特質基本上分成兩類，分別是寒類和濕類。

很寒的人，總是疼痛；濕氣重的人，總是浮腫、痠痛，最後都變成「氣滯」，久了，導致於身體功能下降。根本原因，就是身體過寒或是過濕了，腸道和脾臟的運化能力轉弱，導致元氣不足。

氣能生血，氣虛日久可能伴隨血虛，當你久站或久坐，雙腿腫脹，此時供給體內器官、臟腑的能量不足，而身體一旦處在功能低下的狀態，新陳代謝率會降低，如此一來，氣虛、推動力不足，身體容易囤積無法代謝的廢物，容易有膽固醇、高血脂、脂肪肝、高尿酸或高血糖等代謝性疾病。

POINT：每天早上一碗「祛濕粥」。這碗粥不僅有助於排除體內濕氣，還有清熱利尿、排毒養顏等功效。用紅豆 25 公克、薏仁 50 公克、核桃 25 公克，配上 1000 毫升的水，放入豆漿機磨煮，不僅可以當作簡便的早餐，補充營養，還可排出毒素，一身輕鬆。一早吃核桃，能補氣暖身，又能補充蛋白質，促進大腦發育，美容養顏，堅持食用還能緩解經痛，預防高血壓、心血管等疾病。

練習「深蹲」腸胃提升能除濕

有很多人會以為多吃水果能改善腸道，其實是有爭議的。水果偏寒性，除非吃水果是含皮的，否則水果吃多了，身體是會更加虛弱的。過度

吃生機飲食，會讓身體過於寒涼，而變成濕邪，腸胃道功能下降。腸胃道的功能必須提升，身體才能夠除濕。

濕症通常要治療脾胃經，先強化下半身的肌群，唯有脾胃經有力量，才能將血液打回心臟，因此練好深蹲，強化脾胃經，就等於強化心臟功能，進而袪濕邪。

隨時隨地都可以做的深蹲訓練：

STEP 1. 站在桌前，兩手放在桌子上。

STEP 2. 兩腳與肩同寬，腳尖向外，呈八字形打開，保持背部挺直。

STEP 3. 慢慢膝蓋彎曲下蹲，再慢慢打直起立。

POINT： **練習深蹲**：每回十二次，共做五回。建議你要穿運動鞋，可以保護踝關節，緩衝地板的反作用力。深蹲時收腹收臀，吸氣時將髖關節往後推，臀部往下蹲到底，背部打直不拱背，雙手向前平舉維持平衡。

> **TIPS**
>
> **注意下蹲時，膝蓋的位置盡量不超過腳尖。**

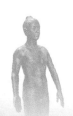

經絡拳共振醫學幫你「尋根治痛」

「除濕」開關點：就在肚臍眼！

肚臍又名肚臍眼，稱之為「神闕」。從肚臍眼的形狀可以看出身體健康與否，看看自己肚臍的形狀，是自我檢查濕氣的方式，健康標準的肚臍形狀，是又圓又深，稍微偏大一點是最好的。檢查濕氣，觀察肚臍的形狀如下：

STEP 1. **肚臍凸出形**：腹內產生了大量濕液，或者女性有卵巢囊腫情況出現。

STEP 2. **肚臍向上形**：變成三角形，具有這種肚臍的人，胃、膽、胰臟比較容易有異狀。

STEP 3. **肚臍向下形**：就是腸道往下延展，會有婦科疾病、胃下垂、便祕、腸胃病。

STEP 4. **肚臍淺小形**：身體較為虛弱，渾身無力，精神狀況不佳。

STEP 5. **肚臍一條形**：你可能是「腸易激」綜合症，每天拉肚子，或是吃完東西就出現肚子痛的現象。

STEP 6. **肚臍橫線形**：排便不良，排便不能成形，腸道可能長息肉，或是腸道不健康。

STEP 7. **肚臍凹陷形**：肥胖或腹部黏連。

POINT：**肚臍隔薑艾灸**。把薑片上穿刺數孔，把艾灸陶瓷罐覆蓋於臍上，以感覺溫熱且舒適為度，每次灸二十分鐘。這個方法可以激發氣化，使氣機暢通、經絡疏通、理氣養血，臨床用於婦女月經不調、痛經、帶下、不孕及臉色黯沉等症狀。

身體的七個除濕開關

身體濕症引發的皮膚問題，常是鼻子氣不順所導致的，從鼻塞、鼻過敏到鼻炎等等。搓搓鼻子，讓鼻子整個發熱起來，就能幫助身體除濕，改善皮膚。同樣地，只要能把身體除濕最大的幾個開關找到了，往後很多不適症，就能輕鬆愉快去除了。

STEP 1. 　**第一個開關：神闕穴**。熱源是最好的排濕。建議取適當寬度的薑，大小能夠塞進到肚臍，塞進去後，再用掌跟按揉，能排便順暢，放著睡覺，也能夠助眠。

STEP 2. 　**第二個開關：百會穴**。雙手搓熱後，直接用手掌心按著百會穴，然後輕輕地旋轉按揉，想盡辦法讓頭頂熱起來，熱了就能把濕熱帶出來。

STEP 3. 　**第三個開關：大椎穴**。稍微低頭，把大椎穴撐開，左手和右手輪流往後搓熱大椎穴，搓熱才能夠把濕帶出來。

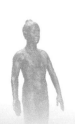

STEP 4.　第四個開關：**鼻子**。把鼻樑搓熱，鼻根、鼻翼盡量搓，讓鼻子的氣更順，脾胃消化吸收能力會比較強，輕鬆排濕。

STEP 5.　第五個開關：**血海穴**。脾臟是身體的除濕機，祛濕的祕訣在於健脾，脾在運化時，需要血海穴來推動全身。血海穴，能夠祛風、祛濕，就能夠止癢。

STEP 6.　第六個開關：**承山穴**。有些專家認為承山穴是最好的除濕點，但是臨床上並沒有想像中會排濕，真正能夠除濕的是從承山穴到委中穴，尋找小腿肚區塊的最痠痛點，找到並放筋釋放，最痠痛點才是除濕點。

STEP 7.　第七個開關：**髖關節**。睡前伸展髖關節能消除水腫，脾臟的邪氣在髖關節，當脾功能轉弱時，是你成為老人的開始，走路變成小碎步，無法大躍進。操作時，腹部是放鬆的，肚子凹陷不用力，重心要放在髖關節處才是對的。

POINT：除濕開關第一大：「神闕穴」。此穴，被認為是經絡之總樞，經氣之匯海，能司管人體諸經百脈，透過刺激神闕穴，理氣和血，達到「通

則不痛」。

排濕運動：大步走

濕氣是萬惡之邪，人們常說的風、寒、暑、濕、燥、火，濕影響的範圍非常大，一開始是叫濕邪，慢慢就叫濕毒。

濕毒症狀會因人而異，口臭、腋臭、身體出油，都是濕氣特徵。當身體特別沉重，或舌苔特別厚，舌邊有齒印，舌苔白，就是寒濕的特徵。

身體不輕盈，越老越痛苦，覺得全身都不對勁，就好像整天穿著雨衣過生活，而且這雨衣吸住水分，這種沉重感把自己給困住了，長時間下來，出現很多的病症，而且不容易改善。

建議你在每天早上起床後，進行排濕運動。邁開步伐，大步走，腳每跨一步的距離，是原本的三倍，同時用鼻子發出「哼」的聲音，哼自己喜歡的音調頻率，一邊哼，一邊跨大步走，大約操作三至五分鐘即可。

有空也練習易筋經，扭轉筋骨、改變體質，是很棒的排濕運動。注意：生活習慣中，尤其不要常久坐。

> **TIPS**
>
> 提醒總認為身體棒棒的人，不要忽視濕邪感冒、腹瀉，這樣的小毛病，它是一些重大疾病的早期症狀。

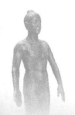

排濕的食療：奇異果

講到祛濕的食物，一般會介紹薏仁、紅豆，但一般在市面上買到的薏仁和紅豆，祛濕效果並不好。祛濕真正有效的，是在藥店買得到的小顆紅豆，叫赤小豆，薏仁也不是一般吃的大顆薏仁，而是很小顆而且很難料理的小薏仁。

推薦：排濕食療「奇異果」！是保護腸道最好的食物，就是帶皮的奇異果，是腸胃最好的天然淨化除濕機。吃沒有毛的黃金奇異果，小顆一天吃兩顆、大顆一天吃一顆就好，經果兩個禮拜後，濕氣下降很多。奇異果要帶皮吃，皮一定要處理得很乾淨，沒吃皮只吃肉，沒效！

> TIPS
>
> 當腸道的年齡越來越年輕，才能夠除濕。腸道一旦老化了，就不能除濕了。因此要除濕，不但要治脾也要治腸，還要調整飲食習慣。未來，每兩人就有一個人活到一百歲；簡單說「祛濕成功」，你才能夠健康活到一百多歲！

06 如何消除腹內積塊—臍療

腹內積塊的病症：腹部經常持續性隱痛，而且有明顯的腸脹氣，排便的次數增多了，或者是減少了，排便時間延長等。腹內結塊，以右下腹最常見，結塊質硬、固定，無壓痛或有輕度壓痛。體重減輕偏快，形體消瘦，易疲勞等。

腹部積塊，首重調理脾胃

請試著摸摸看你的腹部，摸摸看有沒有硬塊？腹部在摸的時候，感覺到好像沒有形成硬塊，但是你仔細往肚子裡捏，會發覺到，真的很硬。

慢性病常常是伴隨著積塊的形成，也就是有瘀，有了瘀，逐漸變塞。經絡拳很重視腹部的積塊，腹部的積塊如果能夠提早把它柔化，處理開來，日後就不會慢慢變成石頭。

當腹部硬塊形成之後，將造成大腸蠕動開始遲緩，排便不適、不舒服，「天樞穴」有結節且冰涼。這類現象在醫院檢查不出來，而女性月事或更年期就不順，從脾胃影響到了肝經，長期吃藥就影響到了腎經，卵巢容易囊腫，有結節硬塊。

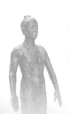

處理腹部積塊，要先處理脾胃消化和吸收，身體才能越來越容易獲得柔化、放鬆。在飲食上做調整，不要吃太多鹽，多到戶外走一走、動一動，學會如何養生。

消除腹內積塊：臍療

薰臍療法最早的文字記載，是在殷商時期，據說彭祖透過了薰臍療法養生，活了好幾百年，漢朝時期的醫聖張仲景，在《金匱要略》裡也談到了臍療，臍療是正統的醫學處方。

臍療，是熱療，透過神闕調整氣血，刺激經絡的氣，發動到十二經絡的氣機，讓身體熱絡起來，可治好很多疾病。

中醫常說：「肝氣升於左，肺氣降於右」，左邊肝氣升，右邊肺氣降，形成體內的一種循行。肝和肺的關聯度，就像氣在身體上的調節，當身體開始硬化的時候，在神闕這個地方的結節，牽制到了肝與肺、升與降之間的循行，脾胃功能就開始下降，結節後形成邪氣的凝聚。

身體容易產生硬塊的區塊，大概分成下列幾個區塊：

STEP 1.　膻中穴以下，比較靠近脾胃中心鳩尾穴的地方。

STEP 2.　兩脅的硬塊，和肝膽的解毒有關係。

STEP 3.　神闕的硬塊是最多最複雜的。可分為肚臍以上、肚臍以下，還有肚臍左右兩邊。

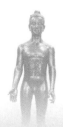

有脂肪瘤：吹風機直接對著「神闕」吹

　　身體表淺有硬塊的通常是「脂肪瘤」，是一種良性腫瘤，通常不需要治療。生長緩慢，因此，多數的脂肪瘤體積都不大，當然也有少數生長得很大的，然而，長在顏面表淺對外觀會有影響。

　　日常飲食不規律，尤其是長期不吃早餐的，或是長期吃高膽固醇類食物的人，最容易讓身體發生脂肪瘤。

　　脂肪瘤的產生與肝經脾經不通有關；一般在有脂肪的地方，四肢、肩背部、腹部發生，比較表淺，在皮下可觸摸到，因此一般不會侵犯破壞附近的組織器官，但可能造成壓迫。

　　POINT：臍療膏：配方：人參、高粱酒、艾草醋、老薑、陳皮、苦參、當歸、熟地。醋，化解硬塊、分解脂肪，而老醋才有效果，一般市面的新醋比較沒辦法滲透，效果差些。

　　其實，不管你身上是硬塊還是脂肪瘤，有很多變大的結節、硬塊，都很適合操作「臍療」。

　　STEP 1.　　**熱風吹神闕**：臍療方法非常簡單，準備 4x4 或是 5x5 以上的紗布，把泡製的醋、

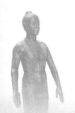

酒和薑粉調好，放在神闕上，緊接著拿吹風機直接對著神闕吹，吹到乾了即可。

STEP 2. **操作時間：** 每天在睡覺前操作，每次操作約十五分鐘，十次為一個療程，每做完一個療程，要休息一個禮拜再操作。

STEP 3. **適用範圍與對象：** 除了臍療的位置之外，身體容易產生硬塊的地方，例如腋下，直接塗抹在上面操作。如是癌症患者，就在癌症部位後背反射的穴位區操作，熱氣帶走濕氣，活化。完畢後，再用熱毛巾熱敷，並抹上一點潤滑油或維他命 E 油，讓它不會乾燥。

STEP 4. **注意事項：** 操作期間，保暖很重要，屋內的環境保持溫暖，不要開冷氣，操作完畢後，也不要立刻去洗澡，簡單清理即可，隔天早上再去清理神闕。操作時感覺有過敏現象，要立刻休息，代表現在的身體在能量過強後，可能無法適應。操作時間不要太久，先休息一陣子後再來操作，慢慢把操作時間拉長。

STEP 5. **禁忌：** 患有心血管疾病、皮膚正在發炎、

孕婦、對藥物過敏的人，不適合操作。

癌症！開始只是「氣」沒有疏通

　　身體的「積」，是蘊含著某種能量所凝聚而成的，當過度的熱凝聚時，就變成硬塊，摸到表面有些很冰涼，其實是內熱，或許內部正在發炎。當細胞病變，就開始變成堅硬的狀態，積得越嚴重，病根、病位就越深，在五臟六腑會形成質變，這就是癌症的病理分析之一。

　　癌症的發生，一開始只是「氣」沒有疏通的階段，也可以說沒有「氣」可以疏通。當「氣」不足，越來越鈍化，「血」就開始不流動了，全身就「硬」了，這種現象就叫做氣滯、氣結，身體上的形、質就發生改變了。

　　一旦沒有胃口，容易變成大病，就是脾胃轉弱，身體症狀就無法改善，大病變成重病。反過來，脾胃增強了，通氣了，大病變成小病，小病就變成無病。

　　想獲得健康，從飲食調整起，現代人吃得太甜、太鹹，導致身體形成硬塊，提高罹癌的可能性，鹽和癌有相同部分，食鹽就像岩石一樣的硬，會造成身體嚴重的積塊。

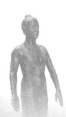

總而言之；重大病人，應順應時節，重新調整身體和心靈，讓自己的生活重新改變，而不是多增加幾位醫師、幾種名藥，或是所謂的快速療法。生活上重新調整，這樣邪氣就不會聚集，邪氣聚集久了、沉積了，形成腹內積塊，形成硬塊嚴重到變成癌症。

TIPS

　　建議你假日時間，多補睡眠讓身體休息，調整身心「恬淡虛無，真氣從之」。

07 一個「念頭」對應一種「病症」

本書最主要傳遞的是「去病根」的觀念。百病從心生，養生先養心。其實很多病是從心念開始，疾病嚴格說起來，是短暫的，來來，去去。若來了，「病症」不去了，就陪你一生，這是因為你的「心念」把病給留下來了。

什麼是「疾」？什麼是「病」？

所謂的「疾」，是非常快的，像感冒、風寒、傳染病，來得快也去得快，它是外來的，基本上是過客。一旦有疾來時，不要去在乎，稍微休息就好，不要去跟它硬碰硬，它強大時，就躲起來，你不要給自己添麻煩啊！

所謂的「病」，通常來自「內在」，來自於你不好的情緒，跟不對的觀念。病就是火，就是發炎，代表有心火，有了心火，人就有病，心火就是煩惱。例如，最近很生氣，不斷地生氣，時間久了後，氣沒有消，想說說不出來，生氣不說卡住，進到喉嚨，開始不舒服，喉嚨痛只是熱身而已喔！

學習經絡拳是在啟動自己的排毒系統、防疫系統，經絡拳是雙手，也

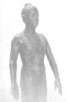

是本心，找到了本心，就找到生命的真諦。

內經探討的是「心氣」，就是本心「悲哀憂愁則心動，心動則五臟六腑皆搖。」怒則「氣上沖」，恐則「氣下」，驚慌就「氣亂」，開心過度就「氣緩」，悲傷過度就「氣消」，想太多就「氣結」。

氣是人體的能量，一旦被心念壓抑了、扭曲了、宣洩不掉了，氣變成邪火，情緒失調，邪火變成是「病症」。

人！常在年輕時拼了命去賺錢，到老時開始用大錢來換生命，世紀最昂貴的就是健康，任何人只要拿健康開玩笑，就要付出很大的代價。

> **TIPS**
>
> 　　心念和疾病的關係，是透過身體來表達的，心靈只要有傷、有印記，疾病呈現。疾病是假的，內心才是真的，病要從心境去改變，改變心態，才能夠改寫人生。

「念頭」對應「病症」

思想對應了某個疾病，你經常跟自己鬥氣，心臟有病；你經常跟別人鬥氣，肝臟有病，所延展的就是筋骨痠痛與心血管疾病。

這一股氣停留在體內不動，氣滯血瘀，時間久了就形成「病根」，讓體內的細菌滋生，又會迎接外來的病毒入侵，瘀滯讓細菌好好的繁殖生根，最後病永遠治不好。

此刻！讓我們一起進入《黃帝內經》，汲取養生智慧，從而幫助你用「念頭」去勇敢面對「病症」吧！

STEP 1. **水腫**：人會水腫宣洩不掉，原因是給自己太多的壓力了。

STEP 2. **氣腫**：內在經常容易生氣，同樣也是宣洩不掉。

STEP 3. **很敏感**：很怕別人說自己的不是，自我壓力比較大的人，比較會形成過敏。

STEP 4. **肩頸問題**：肩沒有靈活度、僵硬，頑固不靈、不靈活，不理解，然後又很堅持，堅持己見、僵化。用另個角度來說，責任感重，肩膀就硬，這麼說吧！責任感過重，但是又沒有能力時，當然受不了。

STEP 5. **腰痠背痛**：後背是資源系統，當後背出現問題時，就代表缺乏母愛、缺乏父愛、缺乏朋友的愛、缺乏親密愛人的愛…。當感覺到沒有人支持自己時，後背各地疼痛，隨著需求性、要求性不同，痠痛的位子也會跟著移動，要看你自己支持的人，重要性在哪裡，越不重要的，痠

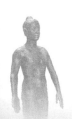

痛會放在肩頸，沒有支持的嚴重度越來越深，就進入到腰部。

STEP 6. **容易打嗝**：胃容易痙攣，習慣一再解釋，怎麼解釋別人都不認同，你卻不斷地要解釋。有人從胃打嗝到胸膛的打嗝，造成身心的不合一，越來越嚴重。

STEP 7. **頭痛**：代表自己經常想不開，一直被東西給困住了，追求完美卻做不出像樣的，持續緊張之下就頭皮發麻、疼痛，完全緊繃，氣就開始內縮擠壓，於是就產生神經性的頭痛。

STEP 8. **眼睛**：眼睛代表的是能量，當看的不是很清楚時，代表目前有些事情努力的不夠，能力不夠，看不到未來，眼睛自然而然就模糊了。

STEP 9. **耳朵**：當不想再聽時，或者是聽不明白時，耳朵出現問題。

STEP 10. **鼻子**：鼻子是聞的能力，代表嗅覺過度敏感了，過度敏感很容易在生活當中被別人激怒，形成鼻子的相關疾病。

STEP 11. **哮喘**：由鼻病所引發的窒息現象，人在

被激怒後，內心過度的想要成長，但是
又感覺到被控制、被限制，覺得自己沒
有成長空間了，沒有自我成就的價值，
就透過哮喘，進入到自我的處罰。這種
現象需要得到愛的釋放，由父母來給他
拍拍背、鼓勵，就不會氣喘了。

STEP 12. **氣不足**：沒有能力得到，但內心卻期待
自己得到，氣就越來越不足。

STEP 13. **身體發炎**：心裡出現對立和衝突。

STEP 14. **咳嗽**：心想的、說的完全不一樣，明明
想這麼說，但卻表達出說話的模式。

STEP 15. **口乾舌燥**：有些不想說，或者說什麼都
覺得沒有意義，說了也沒有用。

STEP 16. **口臭**：說話說得不夠好，或者是說了後
怕別人聽見，內心沒有辦法完全地放鬆
釋放。

STEP 17. **頻尿**：非常在乎別人在背後怎麼說自己，
或者是內心覺得這句話到底該不該說，
當越不能說時，年紀越來越大就越會積
水，積在下半身。

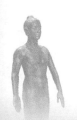

STEP 18. **男性泌尿問題**：男生有陽痿、尿床、泌尿道等問題，通常與父親的關聯度比較高。

STEP 19. **女性子宮問題**：通常是跟母親的關聯度比較高，代表跟母親完全一模一樣，喜歡把不對的、不好的事情都概括承受。台灣的女性有百分之七十以上子宮都容易長肌瘤，台灣女人的悲哀，她把悲哀全部吃到肚子裡，女人必須解放，必須重新思考問題，心態決定一切。

STEP 20. **腳痠、腳痛**：對未來前途不是很明確的人，腳會沒有力量，膝蓋也容易出問題。

STEP 21. **關節痛**：個人路徑需要調整了。關節，是彎曲，人該彎曲不彎曲，走錯路了，還硬要走下去，關節久治不癒。

STEP 22. **身體太冷**：身體太冷就是什麼事情都不夠好，自我寒心，身體能量不夠，心態自卑，身體冷冷的、涼涼的。

STEP 23. **身體太熱**：熱就是比較熱心的人，什麼事情都好，沒有選擇的好。

STEP 24. **乾**：沒有動力了，什麼都不想做。

STEP 25. **癢**：癢就是衝突開始了，進入到焦慮的
狀態。

STEP 26. **痛**：對於已經發生的事情，一直排斥，
不能接受，不能忍痛，只要一擔心就痛。

STEP 27. **脹**：吃過多了、坐過久了，過量了就脹。

STEP 28. **痠**：經常過勞、疲憊、疲倦，明明知道
困難，就是為難自己，發痠。

STEP 29. **麻木**：感覺沒有希望、沒有結果了。

毛病的根源都在心態上出了問題

病不是拿來治療，病是來認識心念。氣要順，才不會卡住，造成經絡不通。你學會用「心念」去認識病，遠離手術，遠離藥物，是治本又治標。不認識你的「心念」，身體便開始不斷地嘗試各類藥物來維持「宿命」。

毛病的根源，事實都在心態上出了問題！當慢性病存在體內，越來越多時，就代表沒有把根斷掉，沒有找到病根，這疾病就永遠會存在，而病根就是最難治療的，就是心理上的病，就叫做心病。

當年紀越來越大，就開始擔心自己會生病，說穿了就是自己的「心病」太多了，病其實不要擔心。

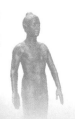

經絡拳「打道」跟身體深度溝通

　　當人害怕往前走時，腿發生了「靜脈曲張」，只要開始跟靜脈溝通，你準備換方向，決定換職業，再往前走了，靜脈曲張就會改善了；這就是經絡拳「打道」學。

　　當人不能放下，不能放鬆，緊握不放，於是發生了長時間的「便祕」，只要開始跟身體深度溝通，學會放鬆，便祕就改善了；這是「打道」，慢慢去轉化心態，當人願意改變心境時，就不需要用藥物來診治了。

　　長期隱藏在內心的怨恨，所形成的疾病就是「心癌」。人們常說的愛自己、接受自己，就是治癌的態度。當人把怨恨的心變成種子，累積了十多年後，「怨恨心」將讓身體治癒系統、免疫系統全面自我摧毀。

　　其實；人活著的目的是要創造自己生命的價值，而不是每一天花時間去跟疾病來鬥、來爭、來治。打經絡拳是讓身體來享受生活，用身體來實踐生命的理想。

　　學習經絡拳「打道」，是在跟身體進行深度的溝通。打「心」越來越沒有雜念，五臟六腑容易暢通，改善了精神狀態，靈魂頻率得到力量。「打

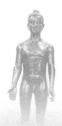

道」不只是在談治病，而是在激發身體上能量，然後透過心態的改變，讓身體開始得到真正的健康。

健康是生命一切的本錢，想讓自己獲得健康，並不是在鍛鍊身體或是吃什麼食療，而是調整心態，把心態調整好了，才能真正跟身體深度溝通。

故「疾」，吃藥，打針；「病」，要從養心氣開始。有百分之九十以上的病是心理所造成的，治萬病最關鍵的，就是找到解除心病的大藥。

POINT：打道回心府：「萬病」要從心藥醫起，「萬症」皆由「打道」打癒！學經絡拳的態度，就是要保持積極性，凡事自我負責，每一天都是放手的練習，勇敢面對問題，並在心中找到新方法，運用「打道拳」回到心府，過自救救人的新生活。

打道！用新角度重新看待你和周遭的關係。每天清晨起來深吸緩吐 24 下，用「身心喜悅」的態度，感恩感念這一切的發生。吐氣！保持微笑到發出笑聲二十四聲，隨時保持這種狀態，每當看到陽光時，就再微笑一次吧！

> **TIPS**
>
> 　　走出門，或是看到日光的那一刻，就提醒自己，新的開始，要提醒自己：願意自救救人，或者是願意從自覺性的角度，讓自己感受到自己是被地球的母親所照顧著，同時自己也能照顧跟自己有關係的因緣，讓自己的生命更加有彩度。

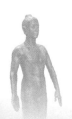

08 感冒不用治！身體才能痊癒

本書作者「宣印」已經近三十年沒有生過病了，沒有到過醫院看病的任何紀錄，也從來沒有使用過「健保卡」！但是經常打造「感冒現象」，讓自己好好的調整身心靈，到最好狀態！

感冒吃藥，中止免疫工作！
小孩一週、成人一月、老人一年

忽冷忽熱的天氣，最容易讓人感冒了。你若是免疫力不足，很容易就變成下一個感冒的倒楣鬼！

經常疲倦，消耗了「真氣」；飲食無度，耗損了「元氣」，請立刻休息少食，當「氣」不足時，你就將感冒。

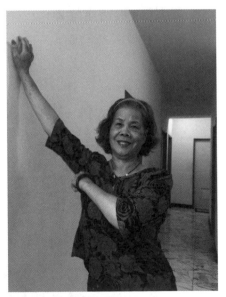

宣印岳母常打經絡拳，二十年來感冒現象很快就痊癒。

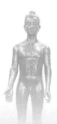

真氣不足的背後是情緒失控、氣場混亂，身體越來越脆弱，或者是吃了有的沒有的食物，上火了，喉嚨發炎、發燒。

當人的體溫上升，即是啟動免疫系統，這是現代人都知道的，但是，人通常體溫高到將近 39 度時會害怕，趕快到醫院打針、吃藥、吊點滴。人進到醫藥系統，免疫系統立刻轉弱，甚至中止免疫工作！年紀越大，免疫停滯工作時間就越久，「小孩一週，成人一月，老人要一年」。

當病源進入到體內，啟動了免疫力，身體是透過排汗、咳嗽、發燒，讓感冒出來。發燒，千萬不要急著去打退燒針，退燒後會讓病毒更旺盛。咳嗽，是身體啟動了防線，把問題丟出去，就是要趕緊休息、睡覺、調整情緒。如果讓你進入到沒有食慾，那就真的要趕快少食，不要亂吃東西，喝點糖鹽水，可補充身體所需要的鈉元素，迅速恢復體力，減輕疲勞感。

POINT：糖鹽水配方：白開水 600 毫升、冰糖 15 公克、三七鹽 2 公克。買一瓶礦泉水，隨時可以調配，可以飲用。

血管就像氣球，針打進後就把氣灌進去，打針讓氣球消失了原本彈性，導致氣球就鬆垮。因此經常打針的人，血管彈性差，皮膚皺，皮膚沒有了彈性。不信你摸自己一下！

> TIPS
>
> 　其實預防感冒非常簡單，提高免疫力就是最佳的預防方法，避免感冒加劇的小撇步，請你先不要打針，吃蛋就好！身冷，吃點薑；身不怕冷，吃薑蛋，很快能恢復體力。

感冒比癌症更難治療

你要知道，感冒是永遠無法治療的，無論西醫怎麼先進，無論中醫怎麼高明，無論社會上吹噓怎麼厲害的人，或是各種書本說他怎麼樣的治好感冒，是騙人的，這是不可逆轉的生命自然規律現象。

現代人最大的敵人，其實就是情緒失控，當內心很緊張、有壓力，肝就沒辦法疏散，一旦沒辦法疏散，就沒辦法紓解、氣機混亂、肝氣瘀滯。

當肝氣瘀滯時，排瘀功能全部下降，而感冒是唯一的釋放方式。

當脾氣不好時引起感冒，你緊張、你焦慮，變成從內在情緒不佳，導致於外感疾病，就很容易受到寒邪、熱邪，乃至於風邪入侵進來。

POINT：感冒喝「雞蛋菠菜湯」：雞蛋含人體所需要的營養來源；菠菜中含有豐富的胡蘿蔔素、維他命 C 等，增加預防傳染病的能力，也含有大量植物粗纖維，利於排便。便祕習慣，腸道內就會累積壞菌，感冒病毒入侵時，免疫就沒力作戰了。感冒請多吃熱湯，提高抵抗力，菠菜可保護喉嚨、腸胃的黏膜，含有豐富強化免疫力的維他命 A。提醒菠菜要煮熟，不然會很澀口！

> TIPS
>
> 感冒是比癌症更難治療的，治病不要寄望各種神人，沒有這種人。當人的心態改變了，心情好了，生活調整好了，免疫系統鞏固好了，病就消失了。

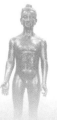

治病根：用感冒現象「排肝瘀」

所謂「肝瘀」。肝臟與凝血功能相關，若是經常無緣無故瘀青，例如小碰撞就出現瘀青，動不動身上就青一塊、紫一塊，常瘀青可能反映血液或血管問題，其實在內部的肝臟早就出問題。

流感與感冒有什麼差別？秋冬季節流感、感冒病例增多，有些只是輕微感冒，多休息、喝水自然會好，一般感冒比較少引起全身性症狀，主要是鼻塞及喉嚨痛、咳嗽等呼吸道症狀，而且不太會發燒，但三歲以下有可能會發燒。

流感症狀發作很突然，感冒症狀都有。最大差別是會全身痠痛、倦怠，從渾身痠痛到頭暈、頭痛、怕冷，怕熱，都有可能，瞬間的雄心壯志全沒了，一發燒，把全部的系統、信念全部燒光了，像病人一樣病懨懨地在那裡，雙手沒有任何力量做任何事。

感冒現象，在發燒高溫，事實上是正在鍛鍊身體的免疫力，也是在消滅潛在的病毒和病菌最好的時刻，其實有高溫的鍛鍊，你的身體未來才不會生大病。

體質好的人，建議應用感冒現象「排肝瘀」，是治病根最好的方法。透過一開始的咳嗽，經歷怕寒、怕熱、痠痛到最後發燒，這是身體排毒過程，讓免疫系統幫助身體獲得補強，越來越強壯。

POINT：防感冒要「排肝瘀」！肝養筋，肝出問題「肝瘀」會筋骨痠痛，請疏肝理氣，有足夠的血液送給心臟，全身腎氣就足。當頸椎、胸椎、腰椎這三個地方痠痛，其實離感冒就不遠了，或是說這三個痠痛其實也是

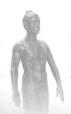

感冒。

STEP 1. **吹風機吹熱手背**：在手背的第二掌骨和
第三掌骨之間的最高點，稱為陵骨，這
個凹陷的地方用吹風機吹熱後，就開始
理一理、揉一揉，往手腕的部分去推，
改善頸椎，第三掌骨和第四掌骨之間，
改善胸椎，第四掌骨和第五掌骨之間，
改善腰椎。

STEP 2. **放筋腳背太衝穴**：當內在情緒失控，太
衝穴則是氣滯血瘀，無法對付外來的疾
病，身體沒有了抵抗力，引發外感疾病。
本穴是肝經的原穴，能給你注入能量，
排解鬱悶，讓你心平氣和，「肝主筋，
易生內風」，中風後遺症都是手腳拘攣。

> **TIPS** 　　　其實外感是肝虛所造成的。肝虛，
> 大部分是情緒，或者是吃太多了、吃不
> 對了，胃腸冰寒、冰冷或積食不能代謝，
> 使得肝氣耗損啊！

STEP3. **打通三焦經膽經**：手少陽的三焦經和足
少陽的膽經，其實是培育免疫力的經絡。
而三焦經貫穿全身，膽經幫助肝紓解，

膽經處理後情緒會特別好，不會憤怒鬱
結，內火不會往上衝，三焦經打開後全
身通暢有活力。

TIPS 　　當你理一理三焦經，全身發熱更厲
害，會很舒爽，汗就流出來。而膽經一
打下去把汗逼出來，痛到極致時，連頭
殼都會冒汗的這種現象，就舒服多了。

POINT： 感冒，雙手搓熱頭部！搓頭，有醒腦開
竅的功能，雙手拇指及四指腹，從前髮
際處以搓熱方式推至枕部的風池穴，按
揉兩側風池、風府穴，至有痠脹感為宜。
也從額頭開始搓搓，搓到太陽穴，再搓
到後腦勺，接著搓到手臂，再搓到三焦
經下來，同時把喉嚨搓一搓，肺部也搓
一搓，挺舒服的，很快就能把感冒症狀
消除。

TIPS 　　感冒不需看病吃藥，自然痊癒最好；
但是老人、小孩體質不佳，如果沒有即
時就醫治療，容易併發肺炎等重症。提
醒出現發高燒、全身倦怠等症狀，最好
立即就醫。

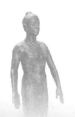

感冒的小症狀，自己來

當你免疫力不足，很容易變成感冒的倒楣鬼！其實預防感冒非常簡單，當徵兆開始出現時，有些能避免感冒加劇的撇步跟你說說：

STEP 1.　**把肺顧好**：不要憂愁，就顧好肺，不要思慮太過，就顧好脾，兩個都顧好後，肺就能保護好了。你若容易感冒特別補充維他命C，有助於提高免疫力，增加對病菌的抵抗力；富含維他命C的，有花椰菜、甜椒、奇異果等。另外，補充鋅則能阻止病毒入侵，吃牡蠣、蛋黃、豆類、核桃等。

STEP 2.　**打噴嚏，泡泡腳**：感冒初期從外寒皮毛開始，先排一排。打噴嚏後，就從後背拍一拍；流鼻涕、膿涕時，就在肺經振盪打打氣；肚子餓，泡泡腳祛寒！讓熱氣往上，這樣睡覺時就暖和很多！起床後肚子更餓，體力也就來了，陽氣上升能把寒氣逼出來。

> **TIPS**　　　寒氣逼不出來，善用薑、蔥白和黑糖。風寒導致頭痛、肚子痛、胃痛，沖泡老薑茶飲用，會舒服很多。

STEP 3.　**一直咳嗽，睡覺養肺**：肺太弱了，請不要吃冷飲，不要吹空調，多多振盪肺經，多吹一吹熱風，讓腎氣足了，身體強壯。並且每天睡覺養肺，要睡超過七小時能止咳。

> **TIPS**　　咳嗽的問題一直沒辦法改善得很好，若是寒咳，將橘子烤一烤來吃，熱咳時，用杏仁粉加水梨煮一煮，熬燉，熱咳就化開了。

STEP 4.　**小感冒，戶外走一走**：少在公眾場所接觸人群，會增加與病菌接觸的機會，請到戶外走一走，把鞋子脫掉，到大自然去踩踩地；怕冷，到熱沙灘去踩沙灘。帶著身體去接接地氣，或者用雙手去接接天上的氣。當內心感覺很棒時，感到感冒真好，會幫你帶動起來，讓你更加活潑、更舒暢、更有舒服度。

STEP 5.　**什麼都不想吃，多吃薑、蒜**：薑中的薑辣素能使血管擴張、加速血液循環，有助提高免疫力。就煮個薑加一點米醋，薰蒸鼻子，吸一吸熱薑氣，蒸後背，讓

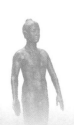

後背溫暖起來，散散寒，感覺會很舒服。

STEP 6. **肚子餓，吃兩顆蛋**：只要將一顆蛋，最多兩顆蛋，下一碗麵，加一點鹽就好了。吃完後，蓋上棉被，放輕鬆休息，好好睡個八個小時以上的覺，免疫力提升了，這比打針好用。

> **TIPS** 不管在任何時刻，要記得不要吃太多東西讓身體當機，吃太多身體當在那裡了，沒辦法代謝而耗損真氣。

STEP 7. **發高燒時，喝洋蔥湯**：發高燒吃西藥又怕傷身、增加抗藥性，除了多喝水、睡好覺以外，你喝洋蔥湯。做法，將洋蔥切成片，蒜薑切碎，水滾了放入洋蔥，十分鐘後放入蒜薑、調味，加入蛋液，攪拌後熱熱喝。洋蔥的「槲皮素」可調整免疫治感冒。

> **TIPS** 發高燒用冰敷袋敷額頭，若是沒有冰敷也沒關係，拿個溫水毛巾在額頭放著就行了，稍微降低溫度，讓自己不要把頭燒壞就好，不用太緊張。

POINT：**預防感冒小撇步：**減少應酬，睡滿六到七小時，均衡飲食，規律運動，最好是會流汗的運動，切勿服用來路不明的中草藥。感冒一開始是小病，吃了西藥，小病變成大病，變成慢性病，最後變成重症。宣印學派用的是食氣、食療、打氣，幫你提升免疫力！

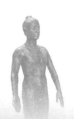

09 免疫力的靈丹妙藥：頭冷和腳暖

經絡拳推廣「尋根治痛」，應用的是《黃帝內經》
的防病策略：「不治已病，治未病」，做好防病的
功夫。這門學問是全世界的人都應該要學習！不要
等到真正生病的時候，再去病急亂投醫。

頭熱腳冷＝心血管疾病

全球每年死亡人數中，有三分之一是死於心血管疾病，如高血壓、腦中風、缺血性心臟病，及心臟周圍動脈阻塞性疾病等等，而動脈病變更是心血管疾病的主因。這些動脈病變中有很多是「頭熱腳冷」，導致血管阻塞、血管硬化，引發心臟衰竭。

隨著科技的普遍化，天天滑手機，天天久坐、看電腦，頭肩以上形成不通，三焦經、小腸經、大腸經都連結到頭部，影響到了腦部五官、睡眠。因此心血管疾病也是科技化後的死亡主因了。

當你想要不生病，就要保持經絡平衡、氣血陰陽的平衡，其中更重要的，就是頭部要冷，腦血管才不會產生腦溢血，腦部才會清醒，當頭部溫度太高的時候，所引發的疾病是非常多的。

人體的溫度一旦下降，免疫力會跟著下降 30% ～ 40%，基礎代謝率也會下降 15% ～ 30%，人的體溫越低，身體越脆弱。

POINT：「**虛寒特徵**」：年紀越大，體溫越低，皮膚和頭髮就會沒有光澤、頭髮脫落，代謝變差，身體就越來越虛胖，腸胃功能下降，駝背、排便和排尿異常、小腹凸出、雙腿無力，這些都是虛寒的特徵。統一的症狀，就是在四肢末稍的循環都會比較差，也就是常聽到的手腳冰冷問題。

虛寒，容易造成婦科疾病，也可能造成人體「頭熱腳冷」的問題，這樣的現象就是所謂的更年期障礙，容易有臉潮紅、末稍血液循環比較差、情緒混亂，也導致自律神經的不平衡。

> TIPS
>
> 　　建議增加洗頭的次數！在洗頭時，用粗鹽輕輕地按揉頭部，頭部會感覺很清爽，最後再用天然素材護髮，例如：薑汁、辣椒素都可以，維持頭部簡單的保養。

頭部要降溫，四肢才會溫暖

身體能量必須往頭部集中，但四肢不夠時，身體是缺氧的，將導致身體更加虛弱，引發頭熱，產生臉頰上的皮疹、青春痘。青春痘長在下巴，是內分泌激素失去平衡，腎臟負荷過量；青春痘長在嘴唇，是腸胃道的問題，當腸道越弱的時候，嘴唇形成疹子或是疱疹。

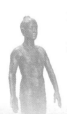

頭熱時，就需要做降溫的動作，頭部要降溫，四肢才會溫暖。

手部有太多身體能量的反射，特徵是「上為陽，下為陰，手為陽，足為陰」，如果可以利用手提升陽氣，提升後，頭就能夠獲得滋養，當手的溫度增加時，頭也清涼了。

POINT：「**把脊柱推熱**」：雙手搓熱，開始把脊柱推熱，抹上經絡刮痧油或維他命 E 油，不斷地推，從大椎穴往下推，推到尾骨的長強穴，每天推兩百下，頭就涼了，尤其把尾椎骨搓一搓後，腳也溫暖了，人就好睡覺、頭就很清爽。

在睡覺時，請先確認頭部和頸部有沒有獲得放鬆，人在睡覺時會不斷地翻身，平均值在 25 ～ 40 次之間，如果翻得不妥當，容易折到頸部，頸部底下的淋巴液和頸動脈，會影響眼睛和五官，影響腦部的正常運轉，造成無法入睡、深睡、眼睛疲勞等。

POINT：「**建議睡木枕**」。木枕放在頸部凹陷地方，讓脊椎獲得支撐，讓身體在翻轉的過程中維持平衡，紓解頸部壓力，頭能降溫，睡眠品質也會更高，這是健康長壽的祕訣之一。

> **TIPS**
>
> 　　推脊柱時，手要有溫度，手如果沒溫度是沒有用的。操作前先拍掌，或者一邊拍，一邊推，把氣送到末稍循環。

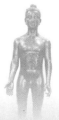

頭過熱，是肝經出了問題

免疫力是來自於平衡力，平衡力就像是蹺蹺板，人在生病的時候，就是蹺蹺板兩邊的重量不一樣了。反射區在末稍，在四肢的末稍都會出現了它的病變點，這才是治療點，代表性的是雙手、雙腳與雙耳，把手部和腳部的筋理開後，可以讓免疫力的蹺蹺板獲得平衡。

「手」可治療「頭」，「腳」可治療「心」，透過手部或是腳部的打氣，讓手、腳熱起來，就讓原本往下的、低落的病變點，獲得平衡。

當手熱的時候，腳才有可能暖，如果手沒有熱，只有腳熱是沒有用的，腳熱只會變成未來的陰虛症，身體會更虛弱。

POINT：「手冷＝免疫力下降」。嬰兒的手是有溫度的，當身體發生病變，手就冰涼了，這是個危險訊號。人在年紀越大後，對於手冷就覺得無所謂，時間久了，就可能變成免疫力下降。人到老的時候，身體的虛，所表現的就是「頭熱、腳冷、手冷」，如果能夠趕快讓手變得有溫度，有助於生命的維持，到老的時候，身體還能夠保持健康。

右腦管左手，比較屬於後天的，左腦管右手，比較屬於先天的，建議先治療左手，多多啟動左手，不但改變現在的思維模式，而且會讓能量容易靠近心臟，帶動全身的循環，左手的能量越強，可讓免疫力容易提升。

研究發現，頭過熱，主因是肝臟太虛弱了，肝經出了問題。現代人少運動，習慣性過勞，晚上沒有休息好，肝涼掉才會出狀況。

肝是身體最會產生熱能的組織器官，如果能夠讓肝臟有溫度，讓血液回流到肝臟，頭就清涼了。因為肝臟的血液主要是送往心臟，心臟再送往

腦部。

POINT：「**推一推肝經**」。以掌心為中心，逆時針或順時鐘的方向推一推肝經，就能夠促進陰陽平衡，讓陽氣提升。先把兩邊的肝經疏理後，緊接著雙手搓熱，熱敷肝臟，只要在兩脅不斷地搓熱，任何人都睡著了。治療失眠最神奇的地方，只要把加熱過的晶鹽燈放在兩脅，很快地老人家就睡著了，連小孩子也是一樣。

如果打經絡拳時，發現到左手沒力，就是免疫力在下降了，當左手特別有能量時，可能免疫力正在升高，也代表心臟比較有動能。

> TIPS
>
> 　　小孩子要特別強調手的診治，年紀大的人，要特別強調腳的診治，讓腳更有能量會更有效果。但是無論如何，都得讓手先活起來，因為手是陽氣的象徵。

提升手腳溫度，才是王道

STEP 1.　**手部運動**：握拳，先把腕部用力的旋轉，再將手臂往上延展，兩邊都輕輕地拍一拍，一邊扭動一邊拍，這手的力量就形成，會感覺到身體的溫度慢慢有在提升。

STEP 2.　腳部運動：腳熱的關鍵在於腳踝的地方，同時按著腳的內踝和外踝，把腳掌勾起來，往內旋轉，再往外旋轉，如果往內旋轉十二圈，往外就旋轉十二圈，多練習扭轉的運動。

　　開始進行蹲的動作，雙腳打開與肩同寬，臀部下坐，膝蓋呈現九十度，大概停留十秒鐘左右，記得膝蓋不要超過腳尖，身體要往前傾一點點，讓臀部翹出去，背部打直不要彎曲。

　　微蹲，能促進全身能量的啟動，燃燒脂肪、鍛鍊肌力，讓自己溫熱起來。腿部有脾、肝、腎、胃、膽和膀胱這六條經，改善腦部循環，尤其是血壓高的人，腿部沒力，腿如果有力後，血壓就平衡。

　　操作完手部和腳部的運動後，會感覺到手先熱了，腳再熱，身體的感受會很不一樣，最後再做一個深深的調息，放鬆。

鮮艾草，加三公克的鹽、三公克的黑胡椒和三公克
的花椒，用紗布包起來，水滾開後，倒入水中去泡
腳，還可加點米醋幫助滲透，對於治療腳氣病、灰
指甲或長繭、長雞眼都有效果。

改善手臂蝴蝶袖，頭部更清涼

我們研究發現，當頭部的溫度過熱時，手臂會變粗壯，手臂內側是淋巴系統，而外側是連結到五官，手臂越粗壯的人，有可能是老舊的廢物質停留在裡面，就會有形成未來中風的可能性。

STEP 1. 手臂舉高超過頭，掌心朝後，打氣振盪三焦經以及蝴蝶袖的地方。

STEP 2. 坐姿，兩腳膝蓋彎曲，兩手臂往後放地板，五指朝前，最後將身體往後傾，這時候手臂會很痠痛，每次要支撐三十秒鐘，反覆操作五次。

TIPS

拉長手臂，當手臂向外展開配合調氣，肩胛骨產生旋轉力量，往內旋能讓血液流動。後面頸椎壓迫會造成手臂阻塞，導致手部變涼，因此當肩胛旋開時，心臟血液就能送往手臂，促進循環，同時也幫助頭部降溫，一舉兩得。

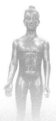

腹部溫暖＝頭部清涼

腹部的冰冷容易導致拉肚子，腿也會涼，會導致肥胖，請讀者注意腹部，此刻腹部溫度是否冰冷。

有很多人讓頭部過度保暖後，導致頭昏腦脹，反而會更弱，年紀大的人，如果頭部很怕風，並不是要用帽子蓋在頭部，而是須讓四肢和腹部有溫度。

> **TIPS**
>
> 腹部溫暖，頭部清涼，頭氣的運行產生了全身電場作用，氣會變清，清氣遍布全身，就會有清安的感覺。

POINT：推到腹部發熱。從兩脅推到肚臍的下方，往內推一推，推到天樞穴，這樣做能改善腹部的冰涼。平常有時間，做腹式呼吸的鍛鍊，用腹式呼吸來調氣，也增加四肢的溫度。

POINT：冷卻頭部。用冷毛巾擦一擦臉部五官後，頭會變得比較清醒，千萬不要一直讓頭部戴著帽子，一直保溫，這樣反而不好。

POINT：維持健康的體重。男性腰圍不超過 90 公分 (約 35.5 吋)，女性腰圍不超過 80 公分 (約 31 吋)。每天至少運動三十分鐘。

POINT：食療「韭菜」。早上吃韭菜盒能提升體溫，擴張末稍血管，改善血液循環的速度。吃飯時，多配薑或蒜頭，也可以改善血液循環，整

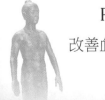

腸健胃。

宣語：你；需要經絡拳來幫助你

　　有人講話冷言冷語的，不要怪他，可能臟腑冰冷，導致講話沒有溫度，我們協助他，讓他的身體產生了溫度，頭腦冷靜後，講出來的話更溫暖，而且能夠換位思考，考慮到他人，富有惻隱之心。這時代的你，需要經絡拳來幫助你在生病時，讓你很快地恢復健康，並將經絡拳應用在做人處事方面，締造有溫度的人生故事，人越有溫度，人際關係就越好喔！

⑩ 大笑推腹，能治重症！

宣印學派發現慢性病、重大疾病，都應用大笑推腹法，用笑來擊敗重症或癌症，「你想把病治好嗎？」請大家享用大笑療程一次。這是送給你的禮物，請先學習如何推腹中大笑。請笑納。

透過大笑，清掃情緒病

病是怎麼來的？就是累積了很多的垃圾，垃圾就是濁氣、濁血、濁毒、濁尿、濁便。透過大笑，清掃了情緒的狀態，把鬱結了十幾年的濁氣，透過笑一笑之後，代謝的速度就很快了！

任何身體的問題，不要在乎它的病名，要忘掉它是什麼病，只要管如何打通經絡，讓氣暢通，能夠讓氣血在體內暢行無阻，這樣子就能治好病症。當人在煩惱，胸口擠壓，腹部脹氣，筋骨疼痛，那是經絡氣血阻滯不通了，你只要透過「大笑推腹」五分鐘後，能打嗝或是排屁，相信你很舒服了。

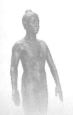

STEP 1.　**動作一：大笑心包經。**請把雙手打開，伸展氣動心包經，這是打開心門的動作。

在打開心門時，一手出拳，一手往後拉
弓打開，再換另外一隻手出拳，一隻手
往後打開拉弓，好像在射箭的動作。

STEP 2. **動作二：哈！哈！笑笑推腹。**大喊「喔～
耶！」同時兩手往上。手放下來，掌心
朝前，靠近嘴巴，發出「哈！哈！哈！」
同時，眼睛瞪大、嘴巴變大、鼻孔變大、
手掌張開的感覺，舌頭也吐出來，肚子
往下擠壓，笑到肚子內凹的感覺！身體
排出濁氣，才有空間容納清氣，此謂「排
濁納清」，大笑同時推腹，推掉濁氣、
濁血、濁毒，只要推大概十天左右，感
覺到身體有前所未有的放鬆。

人的體質、體態跟情緒是一體的，你有什麼體質，就有什麼情緒；有
什麼樣的情緒，就有什麼樣的疾病；經絡拳談到大笑，是在談養心。

當身體瘀血久了，初期叫做寒，如子宮寒或是腸子寒，時間久了就變
成腫瘤。寒會產生氣結，氣結形成腫瘤，你有屁不放、有氣不打嗝，憋壞
了五臟六腑！

不把新鮮的血液，調動到五臟六腑，病根就沒有辦法自動修復，氣滯
則血瘀，新鮮血液流不到五臟六腑，五臟六腑就越來越惡化。五臟六腑有
症狀時，一開始可能只是腹脹、胸悶這兩種問題，胸悶比較是情緒，腹脹

是情緒所引發的症候群，功能開始失調了。

推腹養生，不在於你推多少下，而是在於怎麼「推」，用「笑」去擠推病痛。捧腹大笑，就進入到所謂的「疼痛麻醉」狀態，大笑時，疼痛度會下降。

大笑十分鐘，止痛的時間至少超過兩個小時，在大笑時，很容易把濁氣推下去，濁氣就從放屁、打嗝排出去，濁水的部分就變成尿液出去，宿便也能排出去。

> **TIPS**
>
> 打嗝！紓解五臟的壓力；排屁！代謝六腑的垃圾。大笑推腹，為的是打嗝、放屁，排出體內的濁氣，經常練習，慢慢就能夠徹底釋放開來。

經絡不通的病根，就在「腹部」啊！

你最近若是「感冒」或是生病，很「少笑」吧！人在大笑中，身體比較不容易產生發炎，或受到外來病菌的感染。在大笑後，身體重要的紅血球開始會沉降，發炎下降代表體力正在上升，當紅血球休息不工作，代表抗體在增加。

經絡不通的病根，就在「腹部」啊！腹部是經絡重要匯集處，一切慢性病的阻滯點全部在腹部，通常老人家沒有胃口時，把腹部推一推，胃口來了，病就好了，有胃氣則升，沒胃氣則亡！

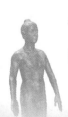

人的上丹田、下丹田和中丹田全部都靠腹部，腹部有了動力，就能吸收很多的氧氣，當氧氣越來越多，癌症就不會惡化。癌症怕氧，氧氣不夠會產生氣結，增加氧氣就沖散、沖開氣結。結越多，癌症轉移得越快，轉到最後有可能變成不治。

能夠笑著推腹，胃口好了，排便順了，打嗝、放屁都沒問題了，這時濁氣下降，清氣上來，人還生什麼病呢？

大笑推腹是重新啟動新血液的程序，重新調度腹腔，滋養六腑，幫助代謝；滋潤五臟，提升五臟儲放的能量，把久年之瘀血所引發的寒症推散。

大笑推腹法操作要領

腹部的硬點，通常有幾個現象，有凸起來的、有條索狀的、有筋結的、碰到裡層是會痛的、捏起來刺痛的、過程會痠的……建議推腹時使用精油，用手掌、用指關節去推腹。手部沒有力量的人用推筋棒，或是導氣棒去推，效果很不錯。

在推腹時，從胸窩一節一節推，碰到腹部周邊骨頭連結的邊緣處，記得都要按壓著推，推到沒有水的聲音，沒有氣的鼓動聲。從胸窩開始推，推到心窩，然後再推到小腹，過程，第一次差不多要兩個小時，第二次大概一小時，再來就是半小時，最後十分鐘就搞定了。

除了推腹外，還得推腰，讓腰充滿陽氣。推腹把病推到極致，從口腔、鼻子出去，眼睛、耳朵也能出去，同時排便、排尿也是。操作要領如下：

STEP 1. **推腹的勁要柔**：通常大病的「腹結」是非常深的，糾結很久的，不是越用勁越能開，勁越重，反而會結得更緊繃，越推不開，推腹時間要久一點，讓對方放鬆，像在撫摸，慢慢的讓它放鬆後才能夠鬆開，手掌心要不疾不徐的，上下交替推按，很像太空漫步一樣地緩和。

STEP 2. **請對方笑一笑**：在幫忙別人推腹時，請對方笑一笑，一邊笑一邊推腹，會不用力地放鬆，過程才有可能真正的越來越鬆。小孩子比較少得癌症，原因就他們常笑，常笑後癌症也會慢慢地變少。小孩子每一天的笑，大概有兩百到三百次，一般人年紀越大笑得越少，笑聲一天能夠超過十五次，還算不錯了，想像有人一天連笑一次都沒有，那就知道他的疾病越來越重。

STEP 3. **真心交流**：腹部是人跟人之間，沒有情緒，只有情感的代表性部位。在推腹時，把眼睛稍微閉起來，真心去推，慢慢跟自己或別人好好地溝通，達到所謂的內在交流，心情會特別愉快，一邊推一邊

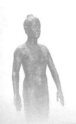

感受，慢慢地好多鬱悶的地方都推開了。

STEP 4. **配合熱風療法**：心情鬱悶時很容易得癌，
生氣容易得到重病，氣結，會長硬塊，
氣在胃，就變成胃癌，氣在肝，就變成
肝癌……寒邪會致百病，寒邪入侵最容
易產生積聚的現象，疾病就容易發生。

POINT：大笑！祛鬱祛寒！想要在推腹中，也能推掉寒氣，除了要大
笑，還要運用熱風療法，用吹風機吹一吹，吹完後再推一推，最後再用艾
草灸，直接放在神闕上，寒氣就消失殆盡。

食氣課程！推腹在哈！哈！哈！

宣印學派常在山上舉辦【食氣課程】，強調嘴巴發出喔耶聲「OH
YEAH ！ OH YEAH ！ OH YEAH ！」用嘴巴帶動五官，用笑來提升宗氣，
讓宗氣順了、有力了，人會變成很放鬆、很開心。

打通腹部瘀滯，需要透過經絡拳的共修課程，你在上課時互相幫忙，
會覺得很過癮，當腹部推開後，臉會變成漂亮的瓜子臉。

推腹部時，覺得聲音非常大，可能是積壓太久，氧氣不夠，請從尾椎
骨開始補氣。從尾椎骨到後背補補氣，振盪打一打，前面的腹部慢慢推，
身體覺得好過癮。

推腹目標，讓腹部的冰塊溶解，讓腹部厚厚的一層，變成薄薄的一片，
讓腹部盡可能跟後背能夠貼在一起，那就是任督二脈暢通，希望你不僅要

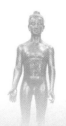

做十天，而是持續兩年到三年，你會感覺到最近的身體好得不得了。

　　起床後，起來抖抖肚子，一邊笑一邊抖，你做的到，只要你做動作，腸子越抖越順，抖到最後就抖開了。怎麼抖？慢慢去感受。抖得越好、越順，重症變成輕症，心情就越來越開朗。

　　POINT：「**刷刷肚子經絡**」。肚子不順笑不出來，請用輔助工具，用乾毛巾或絲瓜絡，先把比較冰冷的部位刷一刷、擦一擦，從四肢經絡搓搓，再搓搓、擦擦、刷刷「肚子」經絡，你就有力量大笑了。

宣語：養生在於推腹，養心在於大笑

　　大笑就是不要計較，不要跟人、跟事計較，要順應天、順應地、順應自然。凡事都計較，凡事就都煩惱，能給就給，能感恩就感恩，看到任何人就要感謝對方，沒事跟對方抱一抱，說說需要你。我發現「陽陵泉穴、陰陵泉穴」，這兩個是計較的穴位，只要把陽陵泉和陰陵泉撥一撥，這樣就不愛計較了。

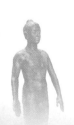

經絡拳共振醫學幫你「尋根治痛」

11 新排毒法：玻璃瓶（玉球）滾滾膀胱經

自然療法；廣義來說就是使用天然的方法，例如「膀胱經排毒法」拍打、拔罐、推筋、揉筋，或用手肘揉推，得要幫忙別人，很辛苦的！

宣印學派告訴你「借力使力」的好辦法，膀胱屬水，拿玻璃瓶裡裝「熱開水」（或加熱大能水），外包一條毛巾來推膀胱經，溫熱疏通後背臟腑俞穴，會感覺到很舒服！俞就是通道，位於脊椎旁開1.5寸。

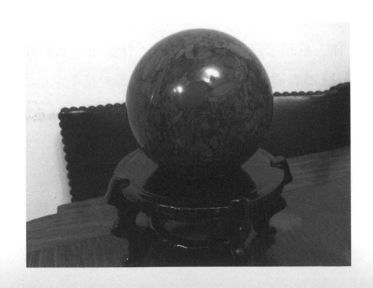

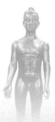

發病前！大腿膀胱經「沒力」

膀胱經往內通往五臟六腑，往上經過項部、頭部，控制五官，往下經過背部、腰部、臀部、大腿、膝蓋、小腿，其實你的精神與活力狀態，都和膀胱經有關係。宣院這幾年發現，當人發生疾病前，大腿膀胱經是無力的，並且小腿會緊繃，因此你只要過了五十歲，都要注意「腿力」的變化。

腿有六條經，內側脾、肝、腎，外側胃、膽、膀胱，其中腎和膀胱是表裡關係，膀胱經是排毒通道，自己沒有動力運行，完全靠「腎氣」。有足夠的腎動力，才能協助身體排毒。

當膀胱經不通時，毒素累積，膝蓋硬梆梆、膝蓋磨損，延伸上去就是坐骨錯位，脊椎會不自主地自動彎曲，就是所謂的駝背，身體挺不直，常聳肩，情緒不好。

當腿部內側緊繃會引發肝經不通，到乳腺不通造成乳癌，小腿肚緊繃，往後引發出高血糖、高血脂、高血壓的三高症候群。這說明膀胱經不通導致毒素累積，保持膀胱經的暢通，當然就改善了自己的疾病，做好預防。

POINT：你人看起來身正，身體很正，脊椎正，五官非常分明，其實多少都跟膀胱經有關係。膀胱經不通了，等於是下水道出問題了，匯集了太多的垃圾，必須要強力來進行膀胱經排毒。

排賊風，疏通膀胱經「俞穴」

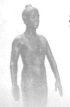

一般賊風和賊寒是從膀胱經「俞穴」進來，一旦進入後就會變成體內

廢物垃圾。膀胱經是排毒系統的一條大經，掌握了排尿和排汗，人只要三天不排尿，立刻變成尿毒症，唯有透過發汗，包含流鼻水和眼淚，把體內毒素代謝出去。膀胱經不能堵塞，堵塞住後，毒素全排不掉啊！

宣院建議你應用玻璃瓶或是玉球滾滾膀胱經，操作三分鐘後，透過俞穴，暢通臟腑氣血。如咳嗽疏通「肺俞穴」、胃痛疏通「胃俞穴」、心血管病疏通「厥陰俞穴」。

以下有 11 個重要的後背俞穴：

STEP 1.　**玻璃瓶（玉球）滾動肺俞**：位於第三胸椎棘突下：治咳嗽。

STEP 2.　**玻璃瓶（玉球）滾動心俞**：位於第五胸椎棘突下：治心悸、煩悶。

STEP 3.　**玻璃瓶（玉球）滾動肝俞**：位於第九胸椎棘突下：治頭暈、失眠。

STEP 4.　**玻璃瓶（玉球）滾動膽俞**：位於第十胸椎棘突下：治下肢痛。

STEP 5.　**玻璃瓶（玉球）滾動脾俞**：位於第十一胸椎棘突下：治健忘、浮腫。

STEP 6.　**玻璃瓶（玉球）滾動胃俞**：位於第十二胸椎棘突下：治胃痛、腹脹。

STEP 7. **玻璃瓶（玉球）滾動三焦俞**：位於第一腰椎棘突下：治腰痛、月經不調。

STEP 8. **玻璃瓶（玉球）滾動腎俞**：位於第二腰椎棘突下：治頭暈、耳鳴、頭脹。

STEP 9. **玻璃瓶（玉球）滾動大腸俞**：位於第四腰椎棘突下：治便祕、拉肚子。

STEP 10. **玻璃瓶（玉球）滾動小腸俞**：位於第一骶椎棘突下：治子宮下垂。

STEP 11. **玻璃瓶（玉球）滾動膀胱俞**：位於第二骶椎棘突下：治頻尿、白帶。

POINT： **膀胱經暢通了，一通百通**：膀胱經一堵塞了，毒素代謝不掉，全身經絡都容易堵塞了。所謂排毒就是疏通膀胱經「俞穴」，排除體內風寒暑濕燥熱毒，膀胱經暢通，人生才能夠無毒，身心會非常輕盈舒暢。

疏通膀胱經！「推＋動」引流法！

以前對於膀胱經的處理方法，「膀胱經排毒法」拍打、拔罐、推筋、揉筋，或用手肘揉推，得要幫忙別人，很辛苦的！

宣印學派告訴你「借力使力」的好辦法，膀胱屬水，拿玻璃瓶裡裝「熱

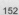

開水」（或是大能水加熱裝回），外包一條毛巾來推膀胱經，溫熱後背臟腑俞穴，會感覺到很舒服、通體舒暢。

疏通膀胱經，要有「推＋動」的引流概念，以前刮痧拔罐的範圍很小，現在是用身體的力量去推刮，用身體力量去滾動膀胱經，兩腳繃直，延伸再延伸的推動過程，感覺到的顆粒狀，一節一節、一顆一顆的，反覆推，就會開。

用玻璃瓶或玉石球去滾動膀胱經，是非常棒的自然療法，提升新陳代謝率，同時解除腿部水腫、膝蓋僵化、肩膀僵硬。在滾動調整完後，全身舒暢，把深層的淋巴結上的廢物，透過引流代謝，身體得到完整的治療。

風邪入侵容易拐筋！滾動膀胱經

人只要坐久了不動，血液毒素代謝不掉，輕微的引發頭痛，嚴重的是癲癇病，其實是有風邪跟寒邪的毒素在腳。有了風邪就抖動，癲癇和中風的人就是抖動，全部是風邪病。風邪入侵到腳，走路會絆倒，很容易拐筋。

膀胱經要有氣，才能夠排毒，比方蹲馬步練習腿力，這是好方法，但是沒有力量也無法練，可用玻璃瓶、玉球、木頭滾動膀胱經，把氣滾到足背排出去，把足背的排毒口先推開，燃燒垃圾轉變成能量。

膀胱經是排毒通道，從足背的位置上不斷地理，不管是坐著理，或者坐在椅子上不斷地延展，只要將兩腳的足心相對，你就輕鬆地理足背。

滾通足背過程中，從找到刺痛點到消除刺痛點後，全身舒暢無比，排便順，排尿順，還有全身排汗也排得乾乾淨淨，鼻涕、眼淚、咳嗽也少了，

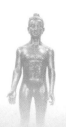

毒素不往上沖了，往下引流了，排毒效果非常好。

　　排除毒素比你補充什麼食物都要來得更重要，先排毒才能夠進補。泡腳是在泡湧泉，湧泉叫做補，而足背的至陰穴是洩，用玻璃瓶滾足背，功用比泡腳好上數倍，使病根得到排解。

　　建議用玻璃瓶從解谿穴往下滾，跪姿從足三里穴滾到足背，方法變化非常多，但唯一不變的是必須滾出至陰穴，沒有滾出至陰穴，還停留在末梢，最後你的全部指甲都會有反應，足趾會發生的嚴重疾病，那就是灰指甲，這是毒素累積而成的。小腿緊繃問題是小事，腳溫暖是小事，要能夠排出去才是養生的重點。

用玻璃瓶、玉石球或原木「滾滾」膀胱經，效果好！

　　膀胱經最好的排除毒素法，不是走路，而是滾動！走路其實是補腎效果好，但是膝蓋硬、彎腰駝背、腳越來越寒涼，也不是走路就能改善的。宣印學派研究，排毒要輕鬆有效果、有效率，玻璃瓶（玉球）滾動膀胱經是最好的方案。

　　在操作初期，試著用網球、高爾夫球放在腳底或是足背，輕輕地滾，最後用比較好的布包著玻璃瓶，或是原木，效果是最好的。尤其膀胱經屬水，玻璃瓶裝水，讓深層的筋膜放鬆，達到更深層的解毒。特別針對結節硬塊，徹底的推開節結點和激痛點。至於市面上滾筒式的瑜珈柱，作用比較不大。

　　滾動的力量是透過身體重力，達到深層刺激，按照個人的受痛範圍，

不要過度按揉。請你用心去感受,與身體對話,逐漸地放鬆背後肌群,在痠痛過程中,停住五秒、十秒、二十秒,最長不要超過一分鐘,慢慢增加力量,節結從大顆變中顆、變小顆,最後就不見了。

STEP 1.　**滾滾攢竹穴**:改善眼睛熱症。

STEP 2.　**滾滾睛明穴**:讓眼睛舒服,不容易勞累,不容易近視。

STEP 3.　**滾滾大杼穴到八髎區**:從大杼穴,一直運作到後面八髎區,氣血通暢能帶走淤積,祛除疾病。

STEP 4.　**滾滾大腿到委中穴**:大腿滾到委中穴,改善腰痠背痛的問題。

STEP 5.　**滾滾飛揚穴到崑崙穴、申脈穴**:從飛揚穴滾到崑崙穴下去,祛風寒風熱,尤其抽筋癲癇,請滾滾「申脈穴」,位置在足外側部,外踝直下方凹陷處。

STEP 6.　**滾滾至陰穴**:釋放膀胱經的壓力,專治婦科疾病。發現婦女疾病最大特徵,就是小指指甲旁邊的「至陰穴」扭曲變形,不容易受孕,即使受孕,胎位也不正。

POINT：**五足趾需要被刺激！**將身體用熱水泡一泡後，再來滾一滾，滾完後身體上很多的脈絡氣血獲得很大的改善。尤其是第五足趾是排毒好地方，還有第一足趾儲存血液到脾和肝，運化血液、輸送全身。

2

> TIPS
>
> 　　腳背貼地！坐著練習讓腳背能夠貼地，延伸到「申脈穴」，讓身體放電、放負能，預防中風、改善癲癇。

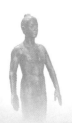

12 灸推療法「黑鹽灸」！減低筋骨疼痛

我們將喜馬拉雅山的火山鹽，火烤通紅後製成「黑鹽灸」，應用到十二皮部，透過細胞滲透到血液，把營養素再送到各個組織。幫助身體能夠傳遞溫熱，使任何僵硬的區塊逐漸軟化，皮膚、血管、臟腑等。

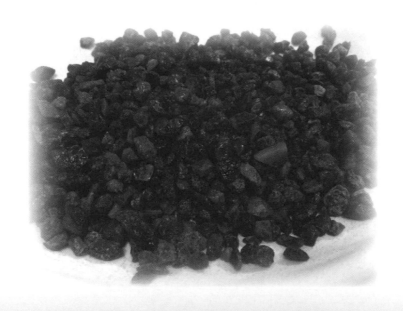

五味之「鹽」能治筋骨痠痛

鹹、甜、酸、苦、辣與人體的五臟相對應，酸入肝，辣入肺，苦入心，鹹入腎，甜入脾。五味不能吃過量，酸多傷脾，苦多傷肺，辣多傷肝，甜多傷腎，鹹多傷心。說明五味適量，對五臟有補益作用，過量則會打亂人體平衡，對臟器造成損傷。

人類任何文明的誕生和延續發展，都離不開海水，離開了海就離開了鹽，沒有任何人能活著，因此要懂「鹽」味。鹹，性寒，不僅供人三餐飲食調味之用，亦有廣泛的醫療效果，有瀉熱潤燥、滋腎通便、解毒涼血、消炎等功效。

在嘔吐、腹瀉及大汗後，適量喝點淡鹽水，可防止體內微量元素的缺乏。鹹味入腎，但多食鹹，則脈凝泣而變色，傷心凝色。因此，心臟病、高血壓患者的飲食不宜過鹹，而以淡食為宜。

由此可見，五味對人體有利有弊，食用時應注意適量和均衡，切不可按自己嗜好亂吃一通，而傷害身體。

海水在天氣寒冷，零下的溫度不會馬上結成冰，因為有鹽防凝結。而鹽對人體而言更有防凍作用，沒有鹽，身體處在零下就被凍住了！

鹽有兩個養生意義：「保溫＋滲透壓」。高濃度會向低濃度擴散，換句話說，沒有鹽，食物是無法擴散到細胞，讓腸胃吸收的。因此，鹽可用來補肝、心、脾、肺、腎五臟，而不是僅僅專用於補腎之品。

POINT：吃點鹽能補腎。水偏陰性，加入鹽後就變成陽性。在運動時，能夠補充一點鹽水，就好像注射了點滴一樣，身體就能維持健康。吃點鹽

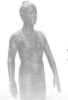

能補腎，鹽入骨，能舒緩筋骨痠痛症。

李時珍說：「鹽為百病之主，百病無不用之。」有些溫陽藥物，沒有加入鹽，溫陽藥就沒有辦法發生作用。鹽是天然藥物，吃鹹食能軟化體內酸性的腫塊，調節人體細胞和血液滲透壓平衡，及代謝作用。

鹽應用在泡腳、泡浴，或是拿來做按摩或搓揉，都非常管用。鹽水泡腳能增強體質，腳底有五臟的反射區，用鹽水泡腳尤其可以增強心肺功能，同時還可以促進血液循環，有抗衰老、補腎的效果。

POINT：鹽水泡腳可以降火。食鹽可清火，燥熱上火的人用鹽泡腳，就可改善。反之，泡腳時沒有鹽，就沒有滲透力，溫度很快就下降，這樣泡是沒有用的，只有透過鹽，才能達到更高的療效。

> **TIPS**
>
> 　　鹽雖然有諸多療效，但罹患肢體浮腫、小便不利者需慎用；另外哮喘、糖尿病、高血壓、慢性腎炎等，因鹽會助水，切忌多食。

「黑鹽灸」抹在十二皮部

「黑鹽灸」：用大火把黑鹽燃燒後，蘊藏的熱源與皮部氣血，能達到共振滲透！

上工不治已病治未病，疾病初期通常在十二皮部，透過皮膚表層的皮部經絡，就能把外邪抵擋住。一旦皮部脆弱了，讓外邪直接入侵，進入到

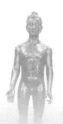

經絡系統，就容易傷到五臟六腑。請觀察十二皮部有沒有結節，皮膚觸感有無凹、凸或硬結。

《黃帝內經》靈樞五色篇，探討皮膚顏色的疾病診斷。皮膚青黑色，就是有痛；紅黃色就是有熱；白色就是痰。五色和五臟的關係，就是透過了皮膚，看到了心屬赤、肝屬青、脾屬黃、肺屬白、腎屬黑。

《黃帝內經》素問論：「皮者，脈之部也。邪客於皮則腠理開，開則邪入客於絡脈，絡脈滿則注於經脈，經脈滿則入舍於腑臟也，故皮者有分部不與而生大病也。」這說明了皮膚與絡脈、臟腑有所聯繫，如果能在第一層皮部就做好了預防，就真正達到疾病的預防。

透過十二皮部直接在經絡上進行搓揉，操作十分鐘後，覺得症狀改善，劇烈的疼痛會變成輕微的疼痛，反覆操作後，疼痛現象會減輕，身體變得更輕盈，就是皮部的力量，皮部就是內病外治的最佳代表。

用黑鹽來灸熱「十二皮部」，改善身體疾病，這個方法又稱為「皮療」，就是在皮膚上進行觸療，不斷搓揉，對於外來疾病的抵抗，就能達到神奇的效用。

POINT：「黑鹽灸推脂肪」：將「黑鹽灸」直接抹在十二皮部上，用手的觸覺治療法，手與鹽的溫度讓腦部下視丘分泌催情素，當接觸面積越廣泛時，身體得到溫度、熱度，就能蔓延全身。黑鹽灸推腸胃，除了脂肪燃燒之外，也幫助消化，推胸腔能化痰，推脂肪多的地方就能化油脂。

從皮膚保衛機制來對抗外來的疾病，同時把臟腑深層的疾病引流到體表。若在感冒時，趴著不穿衣服，請人用黑鹽灸直接在後背推，理氣溫陽，

全身就暖烘烘的，而且馬上恢復精氣神。

> TIPS
>
> 　　黑鹽灸除了有硫磺泉的特質外，在應用上請你要注意。皮膚特別乾、敏感，在使用後要擦點乳液比較好。外傷的傷口，要稍微包紮，或是傷口結疤後再來灸，會比較恰當。

灸推療法！有溫度的黑鹽灸法

　　生病背後潛藏的是恐懼，而恐懼代表就是黑色！當你沉溺在病痛中，忍受痛苦，反而創造更多痛苦。也就是說，當恐懼藏在內心，時間久了就變成疼痛。

　　藉由「灸推療法」，活用自然治癒力，幫助自己釋放壓力、增進免疫力，與地球海水和諧共鳴，並活用「來自宇宙的治療能量」，透過手掌放射，藉此，將手掌放在疼痛或患病之處，便可施展治療的力量，或將手掌放在胸口處，亦能恢復內心的平安。

　　透過「黑鹽灸」，最有溫度的自療（體外療法），讓身體成為溝通的工具，釋放恐慌。你只要放鬆，無論是趴在椅背上、桌子上，或是正躺著，不斷地灸推，透過皮膚和皮膚之間接觸時的韻律感，安靜無聲的享受「灸推療法」，只要給自己七分鐘，恐懼沒了。

　　如果孩子從小被父親、母親擁抱和愛，他就沒有恐懼感，習慣接受，

喜歡接受。養寵物的人都知道，當你習慣摸寵物的脖子、項部，牠就認得你！因此人到最後，是皮膚和皮膚的接觸，這是最有溫度的療癒。

灸推療法透過了「黑鹽灸」來達到療癒的能量，不是藥物，是透過經絡拳的愛，神奇愛他人的行為模式，來彰顯出本性的善良和熱情，幫助別人，在互相幫忙中，引導內在力量去減低、降低疾病。

POINT：觸碰黑鹽灸的溫暖，就像愛撫與擁抱一樣：經絡拳族群的人，有時比親人還親，有親膚之情，「互動」就是最好的藥引。當兩個人擁抱時，心包經的溫度增加，若碰到喜歡的人，就再增加一度以上。當振動頻率越高，身心靈就越融合。

> TIPS
>
> 　　灸推療法！療癒的能量就在掌中。灸推消解壓力的有效療法，灸推對身心健康提供相當大的幫助。

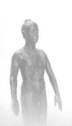

13 新溫灸術：「熱風療法」吹穴最舒服！

針對病人、老年人，沒有體力、沒有熱力，拿吹風機對著額頭穴位、後頸部周遭吹溫風，該處穴位自然會活絡起來。每天用吹風機讓自己的身體維持在「不受寒的正常狀態」。特別強調，吹風機最好要含有負離子的，沒負離子就不用！

「吹頭」，哪幾個穴位最舒服？

吹溫風的目的就是在紓解症狀，也就是未發生的疾病，叫做「經絡痙攣症」。你不要小看常常落枕或是昏昏欲睡，這都是中風的前夕先兆。身體痙攣多，就變成噁心、眩暈、頻發肢麻了！

善用吹風機是現代溫灸術，能改善體質，也能當作「有點疲倦」的應急措施，建議吹脖子風池穴、吹肩胛骨肺俞穴，能引動打嗝、排屁，解除痙攣。

POINT：熱風吹穴「吹一穴一分鐘」。當你不能打嗝也不能排屁，或是不能轉或動，氣卡了，是很危險的！當務之急便是改善周遭的血液循環。

然而，以熱毛巾熱敷患處雖然有效，但是最簡便的仍是吹風機，立刻實行「吹一穴一分鐘」溫灸即可。

舉例，肩膀僵硬要怎麼治？你處理肩膀，但沒有熱，症狀又回來了！打三焦經會覺得很不錯，但用吹風機「熱風吹穴」療法能讓肩膀好舒服，而且轉動更輕鬆。熱效應對人體最有幫助，尤其針對於年紀大的人，「吹頭」最舒服了！

頭為十二經絡中諸陽經匯集之處，百脈相通，頭部循環的經脈有督脈、膀胱經、膽經、三焦經、大小腸經及胃經。吹穴一分鐘，達到熱灸作用，其實你不需要高深醫學知識，也能在家裡輕鬆緩解病症。

STEP 1. 「吹」百會穴：掉髮、失眠、焦躁、鎮靜安神、醒腦開竅。

STEP 2. 「吹」神庭穴：頭暈、前頭疼痛、失眠。

STEP 3. 「吹」太陽穴：舒緩緊張、偏頭痛、眼睛疲勞、牙痛等。

STEP 4. 「吹」風池穴：頭痛、眼睛疲勞、頸部痠痛、落枕、感冒特效穴。

STEP 5. 「吹」完骨穴：三叉神經痛、偏頭痛、頸部痠痛。

STEP 6. 「吹」玉枕穴：眼痛、鼻塞、頭後疼痛。

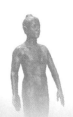

STEP 7.　「吹」天柱穴：頸椎痠痛、落枕、五十肩、
　　　　　　　　　高血壓、目眩。

STEP 8.　「吹」風府穴：頸部疾病、頭部疾病。

STEP 9.　「吹」啞門穴：失眠、精神煩躁。

STEP 10.　「吹」頭竅陰穴：耳疾、頭暈、偏頭痛、
　　　　　　　　　眼睛腫痛。

熱風療法　你要怎麼「吹穴」

　　你要怎麼「吹穴」？碰觸肌膚、或是隔著衣物？吹前，先在「吹穴」部位塗抹亞麻籽油，做為外部保濕，亞麻籽油中有非常高的 Omega-3 含量，對皮膚具有親和力和滲透力。亞麻籽油富含維他命 E，是所有植物中含量最高的，尤其「吹穴」臉部，具有美容的神奇作用。

　　什麼時候用最好，當你有畏寒、疲勞等症狀，身上穴位就容易痛。吹穴，緩解病症、改善循環又恢復活力，身體恢復正常調溫機能！

　　熱風療法，建議每天做兩次，一次吹穴位六十秒，由遠入近導入熱風，從體外溫熱刺激自律神經，吹穴同時畫小圓圈。

　　先用最小的弱風吹，先吹熱兩隻耳朵＋鼻子，熱風進去，「縮筋」就緩和了，並吹熱頭面與頭頂經絡，給大腦補充氧氣，迅速緩解腦部缺氧的各種症狀，消除腦疲勞，益智健腦，延緩大腦衰老。

　　每個人的氣不一樣，有人要往上「吹」才舒服，有人要往下「吹」才

舒服，你最好問一問。「熱風吹穴」療法通常是十分鐘左右，就讓症狀獲得改善，但有些人吹了五分鐘還覺得不會很熱，其實是寒氣太重，身體像冰庫，全身血液不流動。

STEP 1. **活血化瘀**：熱風吹「長強穴」吹到「大椎穴」到頭頂「百會穴」，或是從頭頂「百會穴」吹下來！反覆地吹，速度由慢變快，再從快變慢。熱風吹穴幫助內部氣動，氣越動越有活力，氣貫穿全身臟腑，激發人體氣機發動，將氣滯改善，並活血化瘀。

STEP 2. **紓解上半身的疾病**：熱風吹「血海穴」能調整血液，祛風邪；在「三陰交穴」上操作，可活血通氣，活絡效果好；另外還有「太谿穴」可補水，很容易讓身體上半身的疾病獲得紓解。

STEP 3. **咳嗽、感冒**：熱風吹肺經的「雲門穴」，舒緩咳嗽、感冒；吹「肺俞穴」，好處是消除氣滯；「迎香穴」對於感冒的預防很好，你吹吹兩邊就會覺得很過癮。特別能疏通氣滯，讓全身的氣感覺到比較有開闊度，就是「肺俞穴」，就好比台語所說：「較有氣魄」。

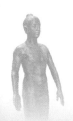

STEP 4. **心臟病**：熱風吹「膻中穴」，改善心胸的疾病。常說的理氣開胸，想把氣理順了，就是吹「膻中穴」。這裡卡住了，就會引發往後心胸的疾病，胸痛或是心臟病，跟「膻中穴」密切關聯。

STEP 5. **頻尿**：熱風吹在「神闕穴」、「腎俞穴」、「膀胱俞穴」、「三陰交穴」，對半夜頻尿，走路遺尿的問題，都有助益。

STEP 6. **坐久腰痛**：熱風吹在「膀胱經」和「督脈」，可吹腎俞穴、腰陽關穴、就馬上會好一大半。腎俞穴位在腰部，肚臍正後方，向左或向右旁開1.5寸，約二指寬，左右各有一穴。腰陽關穴，位於第四腰椎棘突下，約與髂骨相平，可通背化氣，是腰背力量的基礎。當你感到後背發涼時，肇因於腰陽關穴不通，陽氣無法上升，若打通了，陽氣可順行而上。

STEP 7. **胎位不正**：熱風吹肚子與跨下，增加溫度，往跨下鼠蹊左邊右邊吹。熱風吹，能調整胎位，慢慢地歸回正位。因此老人說孕婦不要吹到冷風，不是沒有道理，

一旦受到冷風吹襲，嬰兒不容易生出來。
熱風吹會讓你出生的孩子有溫暖的體質，
體質不會冰冷、筋骨不會萎縮，出生過
程也比較輕盈輕鬆。

> **TIPS**
>
> 　吹熱法有效消除萬病之源的畏寒症狀，學習吹
> 吹熱風，像學習打坐靜心，一邊吹一邊感覺不痛與
> 痛，用熱風去感應經絡傳遞現象，疏通阻滯的血液
> 和僵硬肌肉造成的痠痛，這觀點符合「治病尋根」
> 的態度。

吹熱脊椎！就是養精蓄銳

你若長期翹二郎腿，周邊肌肉僵硬，血液循環不良，半邊就卡住了，單腳會變長，肩胛骨逐漸扭曲歪斜，更容易引發肩膀痠痛，演變成惡性循環。

身體弱時，吹丹田：「上丹田印堂，中丹田膻中，下丹田神闕」，把這三個點吹一吹，身體慢慢恢復活力。

不舒服，馬上吹督脈，就是脊椎。吹熱脊椎！就是養精蓄銳喔！

人體下焦位置在「命門穴」，就是養精，中焦位置在背脊，就是養氣，上焦位置在頸椎以上，就在養神。你不需要像枯木一樣呆坐在那裡、守住那裡，讓自己活起來，讓血液流動，讓熱風在跑，傾聽內在聲音，一旦感

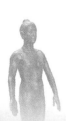

覺聽見了，你自然而然就懂得跟身體對話。

當你飲食不當時、腹部著涼時，你往肚臍吹一吹，會覺得好舒服了！每個人家裡都有吹風機，在家吹穴道，做個心情陽光、快樂健康的人。

POINT：練習吹熱脊椎、再練習吹熱脊椎，不斷地練習吹熱脊椎！並練習背部挺直，雙手肘 90 度彎曲，手尖向上，手臂舉到與肩膀平行。雙手上舉，手臂與身體大致呈「1」條線，維持十五秒，換往右側斜五秒，左右各三下。當你生命力越來越強大！你才能照顧別人，否則你照顧誰啊！你誰都不能照顧啊！

TIPS

　　許多人參加「食氣課程」，重新學習怎麼樣跟身體相處，跟身體共存，創造更完美的、更棒、更讚的自己！食氣課程要跟大家交流的，就是「與身體共存，成為最好的自己」，跟自己身體建立親密關係。

14 慢性病就是脾虛症！拉筋肩胛骨就改善

慢性病其實是脾氣虛弱的症狀，請自測試，你在原地快走，或者爬樓梯，就上氣不接下氣，就是典型的脾氣虛弱的現象。養腰活腿，脾氣就上來了。

脾虛症就是慢性病

人是先脾虛，才導致帶脈阻塞，帶脈阻塞影響「氣」無法在體內運轉。什麼叫做脾虛？生理「沒食慾」，心理「易緊張」。

仔細觀察，孩子在小時候肚子是往外膨脹的，這膨脹的部分是臟腑，脾氣不夠強壯，脾越弱時，肚子越鼓出來，等到有一天孩子的脾臟有力時，能收縮，把臟腑約束住。

無力束縛內臟的人，肚子會變大，狀況是發生在營養不良的國家，或是好多有病的小孩，就脾氣在後天失調了。

當身體脾氣弱了、虛了，沒有力量供應全身的肌肉，肌肉就沒有力量將血液送往全身和臟腑，會四肢冰冷、失眠障礙，或者是無法充分地運動，這就叫做脾虛症。

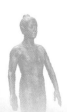

脾氣弱時，動不動一直想咳，想咳的原因氣上不來，透過咳嗽把脾氣調動上來。

腸道的肌肉是脾臟所管，排便能夠排得快又乾淨，那代表脾臟還蠻有能量的，當脾虛時，腸道就沒有力道蠕動，自然沒有辦法順利排出去。

脾弱時，脾氣上不去，用腦過多的人，腦神經衰弱，眼睛用過度的人，小孩子變成弱視，年紀大的人，會變成遠視或老花眼，這種慢性病是不容易治好的。

過了四十歲的女性，開始容易掉髮，脈相開始轉弱，當脾胃轉弱時，人就進入到衰退期，所形成的慢性病就是肥胖，胖在大腿、小腹和肚子…等，各式各樣的胖，胖到變成游泳圈，到五十歲時，一圈變成兩圈、三圈，當腹部組織越來越鬆散時，脂肪堆在，堆得越久，人會感覺到氣弱，臉下拉，臟腑下垂，肚子垮。

出現脾虛導致食慾不振，食後腹脹，人懶乏力，四肢沒勁進入到衰老期，本來的小病，就變成慢性病，慢慢就變成永遠治不好的病，病會一直來，病醫好了又換他病，什麼病都沒有辦法停止。不要小看脾虛症，就是慢性病。

POINT：建議養腰活腿，脾氣就上來了。雙腳與肩同寬，全身放軟左右搖動胯骨。上半身不搖動，只搖動胯骨，腳底不離地。每次持續搖動八分鐘，搖至打嗝或放屁出來，使得身體內的濁氣、穢氣釋放出來，搖到神清氣爽。

胖，是虛胖；瘦，是實瘦

脾屬於後天之本，脾需要靠後天的飲食和鍛鍊才強健，脾臟的氣強大後，肌肉很有力。人不運動，傷害的就是脾臟，但運動過量，傷害腎臟，容易內分泌失調。一般跑步、慢跑、快走等運動，對於脾臟弱的人是沒辦法改善脾虛症。

在面臨考試前，會非常容易緊張，或是面臨講台、面臨突發的情況，會非常焦慮…，說穿了，脾氣不足，沒有足夠的氣感支持你去面對壓力，長久下來，會傷害免疫系統，導致身體功能逐漸下降。

脾虛，人越來越瘦，沒有能量消化，沒有辦法能量吸收。久坐會傷脾，思慮太過也會傷脾，現在人傷脾的症狀已經越來越明顯了，其實現代人的胖是「虛胖」，瘦，是「實瘦」。

改善脾虛症的運動，有兩個概念，操作下列這兩個概念的運動，就讓脾臟不虛，幫助免疫系統不會下降，體力也會提升。

STEP 1. **捲腹的動作**：把腹部捲起來，縮腹的動作，能夠將脾臟的能量往上提升。暢通消化道，能助消化，消除脹氣，幫助排便。並鬆開腰椎每一節，避免腰痠背痛與長骨刺。

STEP 2. **肩胛骨拉筋**：做肩胛骨拉筋的動作，讓肩胛骨往後延展，活動到脾經的大包穴，

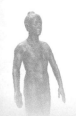

剛好把脾給運化。促進心肺功能，增加
氧氣的吸收，活化全身的循環，快速促
進末梢循環，使手立刻溫暖起來。

委中踮腳踏步，預防失智症！

脾是潛在幫浦，把血液往上送的力量，脾臟有氣，才能讓全身活絡，
保持大腦的供血沒有問題。

人為什麼會越來越笨，越來越呆？原因就是大腦的供血不足，經常容
易頭暈的人，將頭腦不清楚，慢性病到最後變成失智症。

失智症「阿茲海默症」的早期警兆只有失憶嗎？當然不是！

失智症對平日最喜歡的活動失去興趣，比平時容易焦慮、疑心，突然
爆怒粗話，這些症狀一向被視為精神毛病，或者老化的過程，但這些症狀
其實是失智症的先期徵兆。

脾經的生理功能就是「升清降濁」，一旦你發脾氣了、脾虛了，反過
來，會升濁，會降清，血液就供不上去了。

脾經下一條是心經，脾弱心血不夠，心是火，脾是土，火能生土，脾
土有營養，心腦就有能量。因此，脾不好的人，多少都跟心臟有關。操作
前，先喝一點紅麴薑汁，當身體有了熱源，動起來效果會比較快。

委中能提升脾氣，能提高身體的柔軟度，改善無法控制衝動。先委中活化兩分鐘，踮腳踏步血液就能送往腰背，每天持續的話可提高小腿的幫浦機能，提高全身的血液循環。

STEP 1.　**坐著踮腳踏步六十秒鐘**：踮起腳尖原地衝刺，藉此強化肌肉，預防失智症，踮起腳尖原地衝刺三十秒，衝刺的速度越快越好。

STEP 2.　**強化肩胛骨**：面牆站立，腳尖和恥骨貼牆。手肘抬到肩的位置，肘到尖保持垂直。吐氣讓肩胛骨朝中間靠近，能讓脾氣能夠升上來。

> **TIPS**
>
> 　　大腿後方也能提升脾經：脾虛症：膝蓋不好，愛坐，不愛走路。大腿後方能調動血液往上送到肩胛，肩胛再做運動送到腦部，脾就不虛了，脾臟不虛後，很多的慢性病就慢慢自然痊癒。

脾經運動：有效地燃燒體脂肪

　　經絡卡住了，體脂肪就過高，要燃燒體脂肪，用彈力胎捆綁肚子 2~3 圈，把「腹部綁住」做原地抬高腳運動，就達到體脂肪的鍛鍊，再測量體脂肪就縮小了。

STEP 1. 躺著，將點穴球放在肩胛骨內側，身體移動，將脾俞的區塊理開。

STEP 2. 右手放在左肩胛下方，左手放在肩胛上方，兩邊肩胛左右晃動，再上下動，後兩手換邊操作。透過動作拉開脾經的大包，人會感到氣順，心臟很舒服。

STEP 3. 雙手合掌在後方，頸部收正，頸部拉直撐直，身體往下、往上，用身體的力量去帶動，讓背部和胸肌做適度的運動。

STEP 4. 右手指腹碰觸右肩，左手指腹碰觸左肩，用力吸一口氣，手肘往上抬，伸展腹部，往左移伸展左側腹部，往右移伸展右側腹部。延展過程吐氣，回來擺正，吸飽氣，吐氣再延展。

STEP 5. 將兩張椅子併在一起，靠近門邊，上半身躺在椅子上，一腳掛在牆面，另一腳

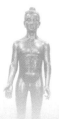

自然垂下來，全身能夠放鬆，把身體打

直，以能夠忍受為原則。。

POINT：**拉筋肩胛骨**：簡單的脾經運動，利用靠牆活動拉筋肩胛骨，活動肩胛有「幫浦作用」，能消除肩頸僵硬、促進循環改善阻塞，還具有改善腰痠背痛、便祕的問題。

宣語：當下接受什麼，自己就是什麼。

處在喜悅狀態祕訣是，念頭一轉，人生也跟著轉。你不用管過去，不用管未來，脾胃就健康了，身體不會有慢性病。想治根老毛病嗎？請你別活在過去、恐懼未來，學習「喜悅精神」，接納讓內在力量，不後悔過去，讓心活在過去消失了。無論你想做什麼，都得從相信自己做起，身心喜悅。

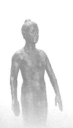

15 膝蓋退化！「香板運動」能幫你

好的醫學要能預防疾病，激發自我療癒力，讓關節恢復到正常位置。膝蓋退化！你不需要服用藥物，不需要動用手術。改善膝關節的內部環境，只要應用了兩塊大能香板，或者是艾灸、藥香灸、彈力胎，幫助膝蓋獲得能量提升，軟骨絕對有自我修復而再生的能力。

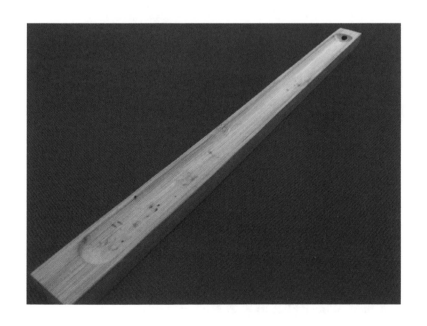

膝蓋問題，從冰冷開始

久坐，讓你現在就膝蓋退化！人只要過了三十五歲，體重超過七十公斤，便會有膝蓋疼痛現象，在診斷學上叫做退化性的膝蓋關節炎，名稱並不完全是正確的。

為什麼叫退化性？意思就是，在現代醫療上沒有辦法完全治好，只能說是退化。你沒有聽過退化性肩關節炎、退化性肘關節炎、退化性腕關節炎，那容易治好；這代表「退化性膝蓋關節炎」是被編出來的。

我們都知道預防膝蓋痛，鍛鍊股四頭肌。然而膝蓋出狀況前，會進入到寒冷期。建議你先去除膝蓋寒涼症狀問題，再去鍛鍊股四頭肌比較安全。

膝蓋是腎的反射位置，腎怕寒涼，當腎功能轉弱時，就開始發展疾病的根源；疲倦、肩膀痠痛、失眠、身體浮腫。女性的膝蓋問題，多了經期不順、經痛，更年期障礙。四肢冰冷的人只要從腎功能下手，四肢就能夠恢復健康。

當身體冰冷後，體內的體脂肪開始很容易堆積，造成往後的肥胖症，膝蓋周邊也會變得肥胖，產生循環障礙。四肢冰冷是小事，但腎的冰冷是大事，腎的冰冷，往後可能要洗腎，膝蓋冰冷，可能要做人工關節。

> **TIPS**
>
> 如何減輕膝關節承受壓力？身體一旦有了冰冷的問題，變成全身循環不良，導致關節越來越容易出事，因此避免激烈衝擊膝關節的活動，減重是最直接的做法，以及避免拿重物。

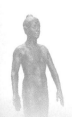

膝關節致命傷：膝蓋側的脂肪塊

膝關節承受體重的壓力很大，在運動跑步時，膝關節承受的壓力大約體重的四倍，而打籃球約體重的六倍！

膝蓋出問題了，換人工關節真的好嗎？當膝關節發生疼痛時，一般人一開始會去進行初步的推拿、復健，使用消炎止痛藥，吃葡萄醣胺、軟骨素，再進一步沒效果，就開始注射玻尿酸，再不行，就是要換人工關節了。

人工膝關節是沒有辦法完全取代原始關節的功能，置換關節後，關節容易變得僵硬，彎曲的角度可能不能完整地達到你的滿足，又要用關節鏡去處理，增加它的彎度，這也是很痛苦的。

其實人工關節容易鬆脫，或者是磨損，會發生必要性的磨損，又必須要再植入新的人工關節，這真是很大的麻煩。

只要是手術都會有風險，還要考慮到併發症的問題，有些可能會有靜脈栓塞，細菌感染等問題。希望你對於膝蓋關節的處理，不要馬上就進入到手術階段。

仔細觀察每個膝關節開刀的人，膝蓋內外側的脂肪塊都很大，這兩塊大脂肪就是退化性關節炎的問題，肝膽經失調，脂肪代謝不掉，導致關節無法得到營養素，關節就磨損。

膝蓋關節本身根本不是退化，而膝蓋本身鬆鬆垮垮的，脂肪內側糾結在那裡，再加上運動量不足，淋巴代謝不足，下半身的肌力不足，大腿萎縮，脂肪堆積，膝蓋嚴重沒有得到營養素，但是卻要支撐身體的體重，緊接著就開始耗損能量。

不要以為膝蓋關節退化和骨質疏鬆有關係，這是非常間接。也不要以為年輕人就不會得到退化性關節炎，年輕人膝蓋關節兩側只要是臃腫，就會提早發生。

> **TIPS**
>
> 　　膝蓋老化是人生必經之路，膝蓋內側若沒有緊縮脂肪，就不會有退化性關節炎，且膝蓋年輕有活力，你千萬不要讓自己陷入不運動，然後變胖又不能運動的窘境。

如何提升膝關節軟骨再生力

膝關節軟骨磨損後，是有能力再生的！將膝蓋用兩塊香板固定，使內部神經血管、淋巴組織重新保持暢通狀態，在內外夾攻後，透過外壓降低了內壓，緊接著就增加內在的復原能力。

操作以下這套方法，讓關節軟骨再生的可能性是相當高的，而且安全沒有障礙。

建議先用香灸或艾灸療法，溫通經脈，活血化瘀，用於治療寒凝血滯，把膝蓋周邊的穴位先溫潤、溫熱，要有感覺到溫暖後再操作，否則膝蓋會太痛。請記得，不要造成膝蓋的發炎，或疼痛加劇，目標就是讓膝蓋放鬆。

打肝膽經膝蓋兩側，雙手搓熱，在膝蓋關節上下振盪、搓熱、拍打。將兩塊香板分別放在膝蓋的兩側，放在肝經，放在膽經，將膝蓋捆綁後，

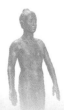

開始練習以下的動作，你的身體將會開始微量的改變。香板提升膝關節運動如下：

STEP 1. 原地走路一百步，膝蓋請抬高。

STEP 2. 正躺，雙腳打直，將一隻腳往上抬高，維持十秒後，放鬆下來，再換另一隻腳。腳不用抬太高，約 5 ～ 10 公分就行了，就達到放鬆。

STEP 3. 趴著，小腿彎曲，讓腳掌往臀部的方向位移，位移不到時，用手去扳住後腳背，拉小腿維持十秒左右，再換腳，左右兩邊操作四次左右。

STEP 4. 身體側躺，兩腳併攏，腳掌勾上來，再往上勾，再放鬆，反覆操作，左右兩邊分別側臥，操作四回以上，最多不超過十二回。

POINT：身體側臥，使血液回流到肝臟。 回到肝臟就等於是回到心臟，就促進血液循環，勾腳掌的延伸，等於是加速血液循環的回流，讓膝蓋關節獲得新鮮血液，降低往後膝蓋冰冷的問題。在操作中，覺得不太舒服，請馬上把香板解開，開始進行熱灸或香灸。

TIPS

　　多做肌力的訓練，來增加肌肉、補強肌力，矯正失衡的體態，好好保養膝蓋關節，該休息的時候適度地休息，順順地使用，才是最治本的方法喔！

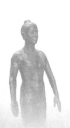

⑯ 焚香療法：小香灸治大病

昏昏沉沉的，覺得每天都好累哦！你此刻需要灸療。《黃帝內經》有提到「針所不為，灸之所宜」，醫學入門提到「針之不及，藥之不到，必須灸之」，這說明了灸療的重要性。從古至今，灸療「艾灸」已經被養生界和醫學界所應用，在民俗療法中，經絡拳推廣普遍在家庭宗教祭祀的「焚香療法」。沒元氣，找「老師（ㄕㄞ）」做做「焚香療法」。

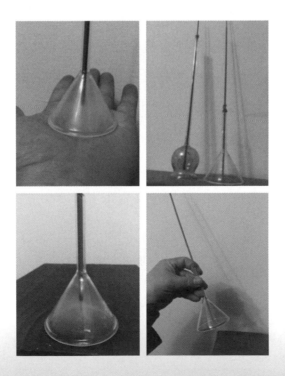

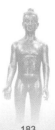

隨著生活品質的提升，香不再只有宗教祭祀用。我們運用艾草等中草藥，製成了沉香和檀香的「小香灸」頗值得玩味。好的沉香、檀香有助於鎮靜心神、穩定情緒。

　　焚香療法對一般人經常疲勞、沒有活力、沒有元氣，又找不到具體病症，到醫院卻檢查不出任何具體生理機能不正常。也對很多經絡拳調養師、推拿按摩師的肌肉勞損，產生乳酸堆積、肌肉僵硬，歡迎都自己體驗「小香灸治大病」：

　　　　STEP 1.　**焚香療法「沉香」**：祛邪氣、祛寒氣，改善身體濕氣和皮膚癢，最近用於改善耳鳴，效果是不錯的；忙碌的現代人偶爾需要讓自己「靜」下來，天然「沉香」能幫助人在靜中求安寧，靜中理思緒。

　　　　STEP 2.　**焚香療法「檀香」**：消腫，改善皮膚。在煙燻中殺菌，在養神、養心方面非常受到認同。自宋代以來焚香、點茶、掛畫、插花稱為「文人四藝」，融入生活當中。香灸在舒緩情緒、提神醒腦、疏通經絡、安定精神，有效果。

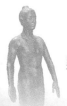

　　你為何整天都沒什麼元氣，感覺好疲勞？因為「氣結」不通。結在穴點，就是氣結；若不是結在穴點的，都不是氣結。

當身體抗議、罷工的訊號就是「氣結」。疲累和沒元氣的問題都是體內無法代謝，變成「結」為一氧化碳積體，氣結處是身上缺氧的部位。此刻你找老師（音ㄕㄞ）做做「焚香療法」，「小香灸」就是你身體的「老師（ㄕㄞ）」。

POINT：**沒元氣，你要找「老師（ㄕㄞ）」幫你做做**。經絡阻塞，氣血不通暢，在阻塞的穴道上就會有顆粒狀的結節，稱為「氣結」。外在沒有氣感，內部常是氣滯或寒邪，形成無法自癒的環境。透過灸療，把關閉的穴位重新啟動，就像熱水一樣，滾動後就打開昇華了。

POINT：**陽虛體質，你要找「老師（ㄕㄞ）」**。當人體臟腑功能失調時，易出現體內陽氣不足、陽虛生寒，常表現為臉色蒼白、體倦、畏寒肢冷、全身無力，或有肢體浮腫，舌胖有齒痕。

POINT：**陰虛體質，你要找「老師（ㄕㄞ）」**。當體內陰液不足，陰虛生內熱，形體消瘦，手足心熱，心煩易怒，口乾，頭髮、皮膚乾枯。

全身熱，自然就流動，全身病痛時，利用熱透深入「氣結」其中，疏通，穴道打開了，熱進去了，傳遞到脈絡，全身擴散熱，讓熱也不斷地傳導，就把舊的東西給代謝掉，慢慢的有新鮮的血液進來，病情就獲得改善。

TIPS

灸療老師（ㄕㄞ）可解決虛胖症，可以為身體補充陽氣，尤其適用於陽虛體質，陰虛體質一般不宜艾灸。當臉上不光滑潔淨，容易長痘子，這往往是內分泌失調引起的，灸療也是最佳的選擇。

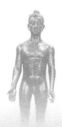

感覺需要「灸療」的地方：便是「病根所在」

灸療穴位，內臟透過經絡，與穴位氣孔息息相通。經絡拳所創的「焚香療法」小香灸，要有玻璃罩來聚集香熱氣，貫穿到脈絡裡，氣在體內讓人變得很年輕，有神奇的能量，當腳有腫脹時，氣入腫脹，瞬間就化開了。

小香灸，有熱度也有氣，在煙燻中，就好像吃了止痛藥一樣，達到放鬆讓內心非常舒服，身體能量變強了，氣血疏通讓你回到生龍活虎的狀態。

在香灸中，雙手就好像特殊的儀器在移動，哪個地方特別有感覺，就停住，特別加強，手是動態的移動，身體是靜態的，「小香灸」透過動態尋求靜態卡住的地方。

人都有機會找到慢性病的「病根」所在，不要侷限在傳統穴位，要透過觀察、分析，辨症論治，身體會幫你找到哪個地方是你需要的。

灸感分成表面熱度和深層熱感，若只有表面熱，代表問題不大；若感受到深層有熱感地方，通常「很寒」，感覺身體需要熱其穴，便是「病根」之所在。

建議你天天自療「小香灸」，享受著熱感傳遞的舒服感，擴散到全身都有熱的現象，自己尋找病根，自己當自己的醫生，一次又一次的操作，感覺到疼痛沒有痛，對自己的身體更有自信。

「小香灸」在燃燒艾火和艾煙會產出最大的藥效和滲透力，艾灸是靠煙來承載能量，主要是要將皮膚的體溫拉高，逐漸地把灸感的現象傳遞到體內，過程中反而體表的溫度會進入到溫和狀態，這樣就再換另外位置操作。

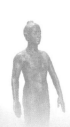

POINT：「**艾煙是能量的載體**」。香灸療法是每天都要操作的。說文解字，灸，上面是久，下面是火，這說明灸療需要花比較長的時間來治療，並不像打氣要很快，就算半年、一年都值得你去體驗。灸療長時間用火烤，有火必有煙，艾煙是能量的載體！

POINT：「**灸療是女性專用**」。陽氣不夠的女性，特別需要香灸！身體要有陽氣，才能改善很多疾病。女性的體質通常是屬於比較陰性，陽氣本來就不夠，容易得到寒涼的病症，血液循環會比較差。女性陽氣不夠，建議應該多多進行香灸，灸療對女性的治療效果是非常明顯的。更具體的說，「灸療是女性專用，打氣是男性專用」。

> TIPS
>
> 有敏感，就代表有需求，有需要，就獲得很明顯的改善。

香灸療法：灸到「有透了」，效果翻倍

香灸要灸到透，讓體表溫度升高！灸到透，灸不透沒有作用的。灸透，才能灸到有感覺，有灸感，有療效，讓氣貫穿進到經脈中，我們常用到一根香炷的時間，深入其中，從穴位到皮表微熱，到關節腔內熱發生，叫有透了，全身就開始有發熱的現象，推動經絡的感傳，治療效果是非常好的。常用手法有三：

STEP 1. **溫和灸**：用手持香艾條對準穴位，在皮

187

膚上方三公分位置薰烤。若感覺很燙，
則適當的離皮膚遠一點。

STEP 2. **雀啄灸**：模仿小鳥啄食，點燃後對準穴
位，垂直上下移動，移動速度適中即可，
當與離皮膚很近，感到很燙時，就提高
高度，休息兩秒，再移動。

STEP 3. **迴旋灸**：可艾灸到的皮膚範圍比較大。
點燃後，在穴位上方兩公分順時針畫圈
圈，再逆時針畫圈圈。

灸療穴位的開關被啟動，能達到治病效果，經絡線上每個穴位的熱感
不同，當你用「艾灸罐」找到對熱的敏感度越強的穴位，就是治大病的灸
透開始，你就停留在那裡，一定可以「灸透」，消除「氣結」。

POINT：「**灸透膝蓋**」：膝蓋足三里穴、膝關穴和膝眼，容易產生氣
血凝固，並不是針刺就能夠改善的，必須要用到灸療，才達到深層的效果。
在膝蓋髕骨韌帶有兩側凹陷的地方，就像膝蓋的兩個眼睛，稱膝眼穴，比
較敏感，艾灸膝眼穴對膝蓋積水有非常好的效果。同時還要灸八髎穴、三
陰交穴、太溪穴、命門穴、腎俞穴、湧泉穴。

POINT：「**灸透臉部**」：可解決美容的本質問題。女性體質為陰性，
陽氣不多，使得血液不暢，臟腑得不到滋養，各種皮膚問題就會顯現。艾
灸具有清除臉部寒氣，使老化細胞代謝，淡化色斑，減少皺紋。可改善眼

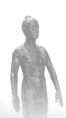

袋、黑眼圈、眼瞼下垂、皺紋、延緩眼部老化。

TIPS

　　艾灸時間，可循序漸進逐漸延長，以自己適應為度。其實人的頭部經絡是最多氣結的部位，我們常用「艾灸罐」灸刮療法除掉頭部氣結，具有消炎止痛效果。堅持下來，慢慢身體元氣逐漸增加，積水消除，相信身體會越來越好的。

17 「隔薑灸」趕走濕氣！救耳鳴

隔薑灸，是今人必備的養生之道。當陽氣不足所生的虛症，形成各式各樣的疾病，建議你「隔薑灸」就是溫補養生！隔薑灸就是用薑片做隔墊物的灸法。用薑切片如銅板厚或是薄片，放痛處，用艾柱於薑上灸，或在灸薑片下填上一層薑粉末，當黃水出，病自消散，更加強灸療效果。

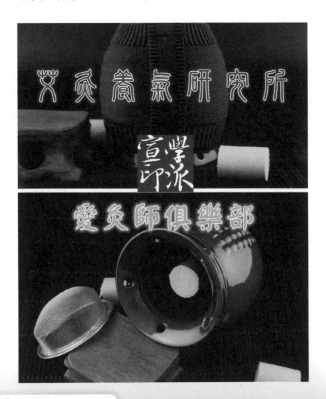

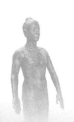

按揉腹部，是很好的除濕運動

很多人可能吃錯了食物，身體囤積所謂的濕氣，舌體胖、側面有齒痕、黃色舌苔，已經影響到了後天的脾胃，時間久了，也會造成先天腎氣轉弱。

所謂的吃錯食物，就是習慣吃冰涼的食物，或從冰箱拿出來的食物，當冰涼的食物在體內化不開時，造成脾胃運化失調，消化不良，無法把營養素送到全身，也就是吃進去的東西不能轉化成營養素，身體就容易不斷地產生疲倦和水腫，水氣傷害身體，這種傷害，稱為濕邪。

濕邪在身上一開始是傷到脾胃，消化不良，慢慢就傷到了腎臟，這時身體關節出現不舒服的感覺，比方說坐骨神經疼痛、腰背疼痛，髖關節、肘關節和肩關節有疼痛的狀態，這現象說明傷到腎了。腎開竅於耳，腎虛，有耳鳴、耳聾症狀，腎藏精，其華在髮，腎虛時，人開始會有白髮，也會掉髮。

濕熱是百病之源，高血壓、高血脂、糖尿病，都傾向於體內有濕熱，濕是往上走的，通常脾虛變成眼袋比較大，腎虛眼袋變黑，變成婦科疾病。

當身體有了濕，要從脾胃開始，脾胃不調整好，損傷陽氣，陽氣損傷後，動用到了腎氣，造成腎氣損傷，引發相關的症後群。

腹部是脾胃功能最具代表性的位置，將兩隻手按住腹部，不斷地按揉，上左下右，不斷地揉動腹部，力道從輕而重，在揉動中，微蹲，用微蹲去揉動腹部，效果比較好，利水消腫，清熱利濕，還解毒排毒。

隔薑灸＋食老薑＝幫助身體祛濕

　　隔薑灸！用艾灸時加老薑片，效果翻倍！使用老薑片插幾個洞，能合併產生祛濕功效，那效果就不侷限於艾草及溫度刺激而已，又可避免直接灸療可能的皮膚灼傷。

　　隔薑艾灸，灸至穴位暖和、微微發紅即可，十次為一療程。每次艾灸 10～15 分鐘，每天一次。你需要堅持一段時間，很快可以看到身體祛濕的效果。灸穴祛濕，從而加強自身的抵抗力，讓虛弱的體質得以改善。下面來看看灸穴排濕的方法。

STEP 1.　**灸合谷穴**：拇指對另一手虎口邊，拇指按下處。升清降濁但孕婦要禁忌。

STEP 2.　**灸華蓋穴**：前正中線平第一肋間。若胸腔流汗，濕重虛弱，須加強施灸。

STEP 3.　**灸關元穴**：臍下二寸。施灸有助於調理氣血、補腎固精，能幫助祛濕。

STEP 4.　**灸章門穴**：側腹部第十一肋游離端下方。易沾黏，按揉後再施灸。

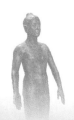

STEP 5. **灸膻中穴**：在兩個乳頭連線中點。常咳嗽，膻中清肺，對排濕有幫助。

STEP 6. **灸中脘穴**：腹部正中線，臍上四寸。施灸有效緩解胃痛，同時祛濕。

STEP 7. **灸足三里穴**：位於外膝下三寸、脛骨外側一橫指。可看到祛濕的效果。

STEP 8. **食用老薑**：薑有嫩薑、粉薑、老薑、薑母，但祛濕氣的只有老薑。老薑祛濕、祛風、祛寒，粉薑只能健脾，嫩薑只能養胃，薑母活血化瘀，調整筋骨。改善濕邪或耳鳴問題，建議把炒過老薑，泡熱水喝，達到祛濕；若只要祛寒，薑不用炒；若要祛濕，薑需炒過或火烤才能祛濕。把烤薑放在耳朵，然後用吹風機吹一吹，把薑氣吹進耳朵祛濕，效果很好。

POINT：手舉高，耳鳴就改善了。雙腳併攏，雙手舉高，腳底不離開地面，深吸緩吐，手舉高十五分鐘，可治耳鳴。灸翳風穴，耳鳴就改善：位置在耳垂後方，當乳突與下頜角之間的凹陷處。

宣語：活著就是勇敢面對

　　若要預防耳鳴等老毛病，別情緒起伏過大、以清淡平衡為要，平時調暢情志，氣機自然舒暢無礙。任何氣結都可由「隔薑灸」改善，所謂「病向淺中醫」，長年病痛其實在「灸療」持之以恆一段時間，一定可以消除氣結。你活著，唯一的活路就是勇敢面對它們。

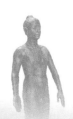

18 「拉耳排毒法」強壯你的腎！

耳朵是全身穴道集中區。人體有 364 個穴道，而耳朵上的穴道就超過 80 個以上「耳穴」。常拉耳朵可讓血液循環變好，能保持頭部血液循環的順暢，可以舒緩緊繃的情緒，促進血液循環，提升睡眠品質。「拉耳排毒法」好處有：長壽、改善視力、減肥瘦身、幫助入眠、改善水腫、解除疲勞壓力、調經排毒、降脂減肥。拉「耳穴」隨時可做，覺得累時就拉拉耳朵吧！

拉耳排毒法

耳朵是腎臟外在的表現，也是三焦經所經過的地方，當耳朵越強，腎臟就越強，耳朵太弱，腎臟會變得比較弱，經常拉「耳穴」，讓耳朵的氣血充盈，強腎強身。

隨著年齡增加，身體的器官會停止生長，但耳朵是唯一生長到老的。當耳朵一直長，代表腎氣足，身體啟動再生功能。很多八十歲以上的長壽老人，幾乎看不到耳朵是薄的、短的，耳垂都比較大，耳廓比較長。

2

TIPS

　　一旦長期吃藥，耳朵就變短、薄、弱、斑，雖然命長了，但卻活得越久反而越辛苦的養病。

　　耳朵不能太硬，要柔中帶有彈性，不能太脆也不能太薄，透過耳朵的變化，比方說有沒有凹、有沒有凸或結節、有沒有脫屑與毛細孔、本身有沒有充盈等等，都可以診斷出耳朵的問題。

　　人體在耳朵上表達出全息，耳朵就是人體的縮小圖，就像在子宮裡的胎兒一樣，頭在下，腳在上，耳垂就是頭，耳尖就是腳。雙手掌心摩擦發熱後，揉正面，再按摩背面，此法可疏通經絡，對腎臟有保健作用。有三法：

STEP 1. **拉耳垂法**：將兩側耳垂向下輕拉二十四次，直至耳垂輕度痛感為度。

STEP 2. **按耳穴法**：選擇相應穴位，如耳垂上的眼穴，可治療眼疲勞等，每次六分鐘。

STEP 3. **捏耳廓法**：從耳輪至耳垂，自上而下輕柔捏七分鐘，直至耳廓發熱，全身漸漸有熱感為度。

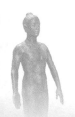

POINT：**拉耳排毒法**：建議你每早練習此法。身體打氣後，這時的氣血活躍、末稍比較通，這時來拉耳的效果最好。或用指腹按揉，但要把指甲剪掉，沒有把指甲剪掉，用手的效果比較差。「拉耳排毒法」是最簡單、最快的養生法；以下提供幾種有效的方法，供你試一試。

每天拉耳朵兩分鐘排毒健腦

正前方看到的耳朵是腎，是氣，從後面看到的耳背是肝，看到的是血液，肝的血液、功能好不好，從耳背看，看是否有血管爆怒。

拉拉捏捏耳朵，就是最好的保養術！拉耳能讓蝶骨得到放鬆，同時能使橫隔膜跟著放鬆，減緩情緒緊張，達到消除疲勞的效果。

耳朵有問題的人經常會流汗，容易產生腎虛的問題，尤其是練功後一直出汗，代表腎氣不足，是氣不夠了，乏力而容易出汗。人很容易疲倦，要趕快來按摩耳朵。按摩後，好像做了腎臟按摩一樣，氣好了，而且比較不會流汗。

當人臉色蒼白沒有元氣，或是容易四肢冰冷、感冒時，或是肚子脹、咳嗽與容易發火不舒服，耳朵的按揉效果是很好的。下面就和你分享幾種常見的按摩耳朵的方法。

STEP 1. **刺激上耳窩自律神經區**：肺與胃之間的關聯，當脾胃轉弱、肺氣不開，會產生消化不良的問題，讓胃氣上逆，容易產

生不斷地打嗝，此時要宣肺，把胃氣提上來，揉一揉上耳窩就比較不會打嗝。

STEP 2. **刺激下耳窩肩頸區**：幫助改善心臟的問題，讓心臟舒緩而不會產生心絞痛。可使用「點穴筆」，找到對的點刺，會效果特別好、特別強。

STEP 3. **刺激耳垂中心頭部區**：請閉眼，輕輕按揉硬的地方，能促進眼睛血液流通，同時雙手輕輕用拇指與食指捏住耳垂，按壓二十秒後，往兩側拉，再輕輕拉扯耳垂，再放開耳朵，持續這樣做兩分鐘後，能讓氧氣在全身流通，排除體內毒物，有助於新陳代謝，改善雙眼疲勞與疲倦感，你就會重拾舒暢感唷！

耳廓拉一拉可防治頸椎病

身體之氣貫於耳，耳朵與身體內臟、五官等存在經絡傳感的聯繫，包含人體的全部資訊，耳廓拉一拉，不僅能可防治頸椎病，還可以調節氣血、防病保健。

腦袋壓著細細的頸椎，一些不當的姿勢，在中年後頸椎就容易出狀況。人易患頸椎病和腰椎病，按摩耳輪可以有效防治。雙手搓熱，用掌根

從內部內廓按著旋轉揉（不要一直壓著耳孔的地方），感覺有氣在跑，至耳部感到發熱為止，這相當於按摩脊背和脊柱。

STEP 1. **改善頸椎病**：捏耳屏、耳珠，耳廓拉一拉。從耳朵後面摸一摸，前面有很多的輪廓（耳輪），把它轉一轉，後面用揉的，前面用轉的，這樣揉一揉、捏一捏，再用食指尖塞進耳道緩緩左右旋轉，再驟然拔出，使兩耳鼓膜輕度震盪，頸椎經絡就能柔軟舒服，以達到明目聰耳之功效。

STEP 2. **改善耳鳴**：處理「聽宮穴」和「聽會穴」。張開嘴巴，揉揉聽宮穴和聽會穴，先振動，然後揉一揉。另外用「灸療球」做熱療，將灸療球放在熱開水裡十秒鐘後，用熱球來按揉耳朵，效果挺好的。

STEP 3. **改善血壓偏高**：在耳後肝的部分會產生爆怒現象，此時用中指輕輕的在兩邊上上下下推一推，由「角孫穴」一直到「翳風穴」推揉下來，就降低血壓，效果不錯，而且人非常輕盈。當腦部經絡太緊繃沒有改善，時間久了，會讓血壓增高

動脈硬化。平時常推耳後，預防腦部的
栓塞、中風等問題。

POINT：**拉耳朵防治頸椎病**。以後無論是上班還是走在路上，都可以給自己的耳朵做個保健，平時等車時、看電視時都可以進行。拉耳朵、按摩耳輪，就有疏通經絡作用，可防治腰腿痛、頸椎病、頭痛等症。有興趣的可以試一試哦！

宣語：嚴肅會降低你的壽命

長壽者，外無貪內心靜，善修身養性，順應自然規律，生活簡樸的生活習慣。常懷慈善之心，積善成德，做好事。練打氣運動促進氣血運行，調五臟，通百脈，強筋壯骨。勤於學習經絡拳，信息刺激越多，腦細胞就越發達，老化也就越慢。宣印認為長壽與否在於「嚴肅」；如果你沒有這麼嚴肅，你會更快樂且會更長壽。

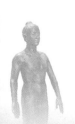

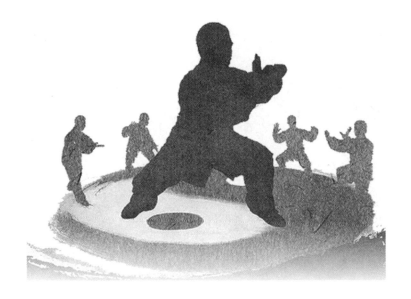

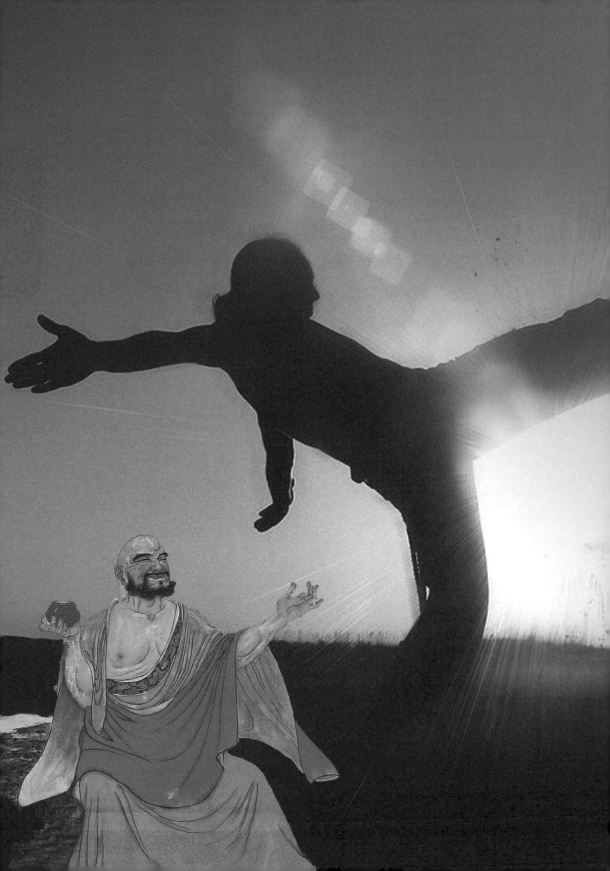

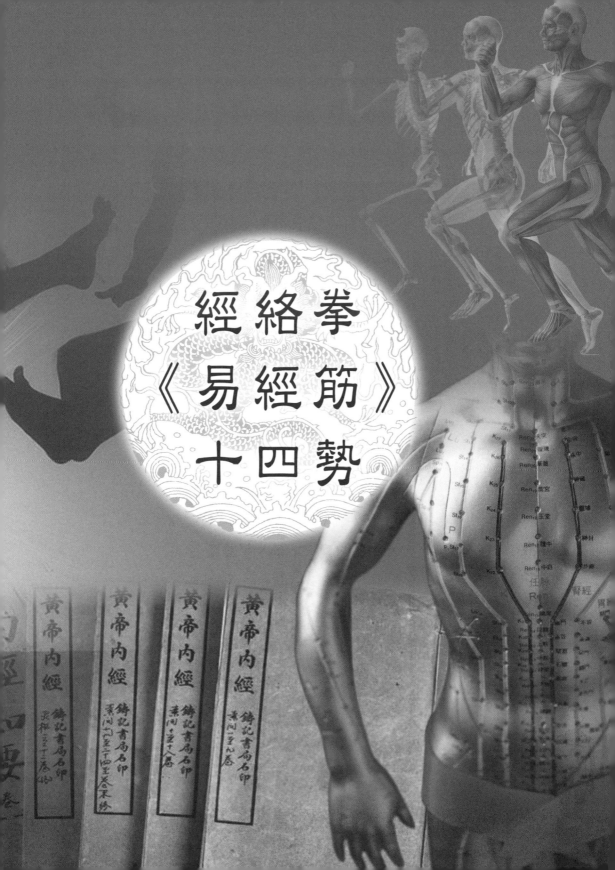

經絡拳《易經筋》十四勢

預備勢：督脈開心遊龍－龍骨放鬆法

第一勢：手太陰肺筋－自動增強抵抗力

第二勢：手陽明大腸筋－解決腸燥便祕

第三勢：足陽明胃筋－解決腸胃脹氣

第四勢：足太陰脾筋－通暢淋巴消水腫

第五勢：手少陰心筋－洩心火治健忘

第六勢：手太陽小腸筋－消除耳鳴眩暈

第七勢：足太陽膀胱筋－消水腫排廢物

第八勢：足少陰腎筋－助你一夜好眠

第九勢：手厥陰心包筋－讓腦部不缺氧

第十勢：手少陽三焦筋－舒暢全身氣血

第十一勢：足少陽膽筋－真能排毒瘦身

第十二勢：足厥陰肝筋－通經脈助排毒

收功勢：任脈白鶴亮翅－骨盆歸位法

小結：打一套你自己的《易經筋》

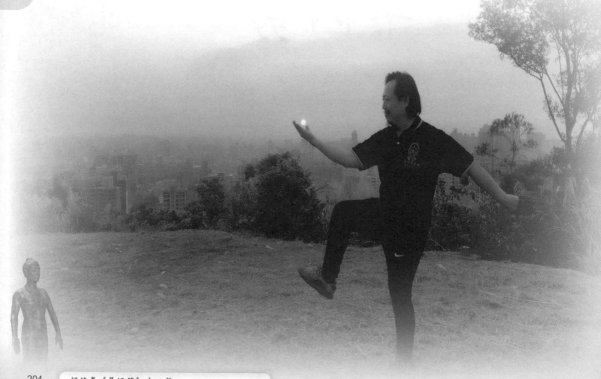

3

《易經筋十四勢》修練筋膜的功夫

古代易筋經，相傳是達摩祖師所創立的功法，在國術界相當具有代表性。早期達摩祖師來到中國，看到中國出家人靜坐、少動、筋緊骨弱，不易維持健康身體，於是在寺廟教導僧人做健身筋骨，身心平衡。

本書讓讀者體驗經絡拳《易經筋》，強調兩個重點：一是「伸筋拔骨」；內練一口氣，外練筋骨皮。另一是「養生健體」；要把一節一節的骨椎拉鬆拉開，把其中的韌帶拉鬆。

《易經筋》著重經絡系統的十二經筋，本書要強調的「筋膜系統」。人從出生到老年，筋骨由柔韌趨向僵硬，一般人健身鍛鍊到的是「筋骨」，而經絡拳《易經筋》鍛鍊「筋膜」是柔韌在中層經筋，能養全身氣血使之柔順，必能由僵硬返回柔韌的生命力表現。

肝主筋，腎主骨。筋，人身之經絡也，骨節之外，肌肉之內，四肢百骸，無處非筋，無經非絡，聯絡周身，通行血脈，而為精神之外輔，與骨配合。當人筋骨出現僵硬，稍微運動就會造成損傷、挫傷。這不是肌肉問題，也不是神經或骨骼，而是「筋膜僵化」。

經絡拳易經筋「十四勢」能助長時間受筋骨僵硬、痛苦所困擾的人，有三類人應該來體驗易經筋：

STEP　1.　　經常運動卻覺得筋骨還很僵硬

STEP　2.　　想讓自己的身材變得更加勻稱

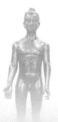

STEP 3. 年紀大但想讓筋骨能回到年輕

你若從事經絡拳的教或學，或接觸瑜珈、物理治療的人，應該練習這套功法，調整筋骨結構，在伸筋拔骨中，經絡神經活動旺盛，激活內臟又激活脊髓，更活躍了大腦，使人體的氣血上下內外暢通無阻，調整筋骨疼痛。

POINT：「現代版《易經筋十四勢》」：這不是古代版的達摩易筋經，而是現代版《易經筋十四勢》，經絡拳《易經筋》強調「勢」的鍛鍊，不是公式的「式」，而是氣勢的「勢」，不僅僅是動作姿勢，而是從姿勢調動到氣勢。在練習時，只要能掌握這觀念，姿勢做錯都沒有關係，只要領悟到內在氣勢的發動即可！

> **TIPS**
>
> 　《十四勢》將骨架周圍的韌帶拉開，使骨架周圍的氣血暢通，同時，可使椎骨周圍的神經舒展而不受壓迫，骨架舒展靈活，人體的活動也頓時靈活起來，步向年輕化。

本功法《易經筋十四勢》分為十二勢，加上前後二勢的預備勢與收功勢。

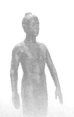

預備勢
督脈開心遊龍－龍骨放鬆法

預備勢，把氣吸到丹田，運行身體下中上。

擴大腹部呼吸，同時提升腹腔、胸腔能量，調整副
交感神經。鍛鍊腹部有力，帶動副交感神經緩和心
跳，增強呼吸穩定頻率。

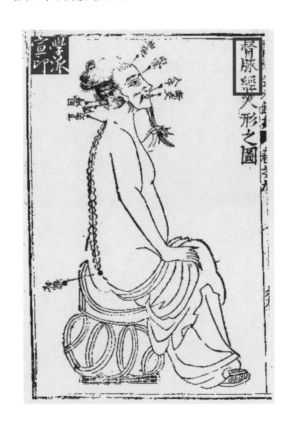

【心法】督脈開心遊龍勢
身體直正，肌肉放鬆，專力在腹，意斂內氣入骨。

操作時，左腳向外跨一步，雙手握拳、握固置於兩跨，身體微蹲馬步，手推出時用腹部力量，勁道柔暢，而不機械化，越柔暢效果越好，感覺腹部在振動。

腹前振動，胸往前推，頭部帶動；身體放鬆，臉部看起來要非常放鬆與喜悅開心，而不僵化。操作六下。

犯錯點：用手來帶動，臉部表情就僵化了，感覺自己很用力，這是錯誤的！應該把腳站穩，用腹部旋轉的力量來帶動，手鬆一點臉就鬆，如果手一硬，臉部非常僵化，這會越操作越勞累。

功效：「預防與改善中風」。本勢「臉要開心＋手要放鬆＋龍骨放鬆」，脊椎自動矯正。腹部用力，骨盆就有力，鞏固脊椎，能預防中風。帶動督脈動能柔軟脊椎，氣血不易往上沖，就能預防與改善中風，在六十秒鐘後你就能夠體驗到脊椎的柔暢。

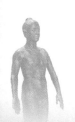

第一勢
手太陰肺筋—自動增強抵抗力

提升身體的抵抗力，擴大胸腔能量，氣集中在肺部與天地共振，能完善自我生命，胸有成竹，充滿動力。身心靈療癒，所探討的就是啟動肺活量，給身體滿滿自信。

從腹內往上升上來，將氣往上到肺，氣吐掉腹部往內縮，讓丹田有力，肺活量增強，全身聚氣養氣。

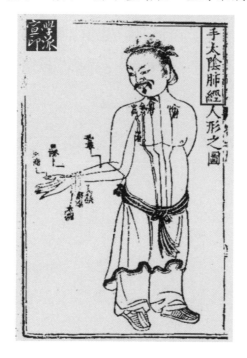

【心法】手太陰肺筋勢
擴胸展臂，筋骨開張，處於蓄勢，氣勢充足才有威。

　　雙手置於丹田，往上調動，以腹部為核心帶動到脅部，左右搖擺，肚子內凹的，用腹部把氣往上送到兩脅。向左、向右，再回到正中，接著透過雙手往兩側下壓，到達後腰慢慢放鬆下來。動作為一回，連續操作六回。

　　犯錯點：肚子沒有內縮就把手帶上去，導致氣不能往上擠壓，只是純粹雙手在擺動，效果差很多，而且因為手的擺動時氣不夠，臉部就僵化！因此操作手太陰肺筋經時，很像抱嬰兒，「搖啊搖」，輕鬆操作的效果是非常好的！

　　功效：「強化淋巴循環」。本勢吸到深層，吸到兩脅，對於廢物代謝、消除疲勞有很大幫助。除了消除緊張，也增加腦內啡，心情愉快，消除憂鬱。只要容易感冒、流鼻涕、咳嗽的人，都應常操作手太陰肺筋。

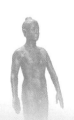

第二勢
手陽明大腸筋—解決腸燥便祕

便祕問題，是因腸道沒有擠壓的動力，另外就是肺功能轉弱了！沒有足夠的力量能夠排便，而腸道不乾淨，產生腸會過於急躁而過敏。

解決腸道便祕的問題。練習時以腹部為主要動力，強調腹部的擠壓，換句話說，腹部的擠壓，是公認最有效率藉由呼吸達到排毒的方法。肚子宿便要怎麼樣排出去！就是甩手把身體往下擠壓，讓腹部內凹。

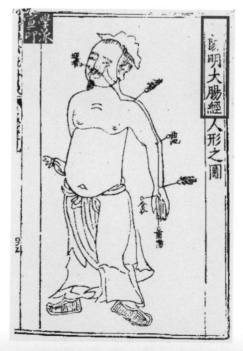

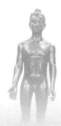

【心法】手陽明大腸筋勢

拉高越高，動身拉直，往下擠壓，骨節要對，不對則無力。

　　腸道重視有益菌，就是要有空間，擠壓就是增加空間，內凹當中，往下擠壓像游泳，身體像是往下跳水擠壓，把腹壓提升，幫助腸道垃圾推出。往下肚子擠壓，再慢慢帶動上來，一節一節帶動，從腳跟到腹部、坐骨、臀部、脊柱到肩背，讓身體徹底地動起來。

　　犯錯點：動作偏小不夠大，動作越大越誇張，幫助身體的空間就越大。

　　功效：「增加肺動力」。縮肛吸氣，把氣吸足的時候先縮肛，吐氣的時候再放鬆。往下排氣，往上提肛，增加肺功能的動力，來幫助我們往後排便更好，有效預防大腸癌問題。

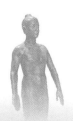

第三勢
足陽明胃筋—解決腸胃脹氣

核心肌群有力，吸氣增加動力，吐氣擠壓腹部，就
容易操作《易經筋》。當腹部沒力身體變弱，看起
來就好像是疝氣，而腹部能量越高，個人的內在功
力就越好、越保命。

腹部要能輕鬆拉回有收縮力，增加肺活量，增加身
體血液的回流，門靜脈的回流，對於往後的心臟全
身性的體循環，自然暢通無礙。

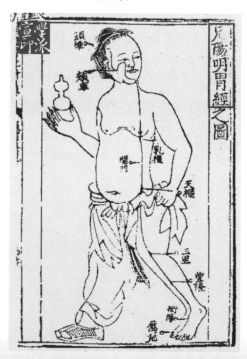

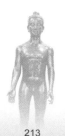

【心法】足陽明胃筋勢

腹強拉回，有收縮力，脾升胃降，托天壓地，筋骨就不易收縮。

剛開始在操作上不容易放鬆，因為當肌肉群比較緊繃時，單腳獨立同時要延伸，就容易站不穩。當出現這個問題的時候，我們先靠牆練習看看，或是有桌椅在旁邊讓我們扶持，幫助我們好練習。

雙手上下，一個托天、一個壓地，讓空間交叉延伸，增加肺活量，旋轉骨盆腔，左旋右旋，推掌生氣轉化。天地之間的能量，手上下移動聚集能量，同時擴大能量。

犯錯點：手是柔勁帶有翻轉，帶動全身關節、肌肉、血管，脊椎，獲得氣的運行。力量要放於腰臀，才不會重心偏移而跌倒！多數人在練習時沒有旋轉，看起來很僵硬，而年紀越大的人就越容易產生僵硬。

功效：「身線漂亮」。能帶動胃筋的筋膜拉開來，久坐後胃筋筋膜黏連，常做這個動作，身體的身線會特別漂亮。腳手律動，帶動消化、帶動能量運轉，身體輕快有活力。

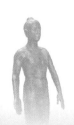

第四勢
足太陰脾筋—通暢淋巴消水腫

身體在放鬆的情況下微微的向前彎，

讓全身的韌帶達到鬆開的狀態，

如果不鬆，就無法轉化所有筋膜上的動力！

筋膜繃著，在練習時容易跌倒。

當你把大腿繃直後，還要做童子拜觀音的動作，

讓筋膜的力量能傳遞到腳跟手的末梢，

全部延伸出去。

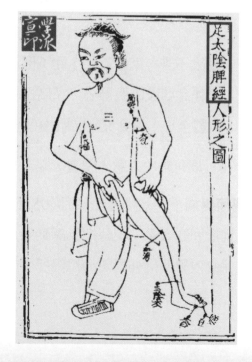

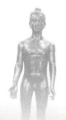

雙手從丹田往上在大包穴處打開，

不倒翁，只有一腿支撐，以左腿為中心，

打開後身體傾斜，然後又要慢慢擺正，

擺正後試著感覺到後面像有一張椅子，

雙手向上合掌再往後坐下來，

傾斜的腳收回來成屈膝，

把右腳的足踝放在左腳膝蓋上方，

然後單腳半空中微微的坐著，接著再打開，

一樣是獲得傾斜的平衡，然後再歸正，雙手放鬆。

【心法】足太陰脾筋勢
腰鬆平衡，深層調整，扭轉腰力，筋膜的力量傳遞末梢。

　　練習鍛鍊腿力，當勁上不去，就鬆不開，鬆不開就跌倒。從腹部的橫膈膜、胸大肌及腹肌，延伸到四肢的肌群去，深度扭轉腰力來帶動全身，腰的力量來源是腿力，調整全身，達到最好的肌肉、肌腱、韌帶狀態。

　　犯錯點：重心不穩，沒有集中力量，腰力、腿力不夠就容易跌倒。

　　功效：「**改善關節疼痛**」。通暢淋巴、消除水腫，推動淋巴的循行，對人體血液的回流達到很好的效果。同時把氣調動到需要的脈絡，透過脾的運化過程，達到的保健效果。另外對關節拉傷所引起關節疼痛，非常有幫助。

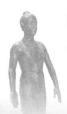

第五勢
手少陰心筋—洩心火治健忘

洩心火、治健忘的動作，要導氣到肩膀這塊肌肉群。
從這一塊筋膜的轉化力，到橫膈膜與頸部淋巴，一
直到頸動脈、腦部。

用肩膀的力量轉動，就好像飛機的引擎在旋轉，強
而有力的旋轉，最後讓它往上起飛，雙手像猩猩一
樣，大大環抱自己，拍到後面的兩邊肩膀，「啪」！
一甩勁，瞬間把下丹田能量，藉導氣跳躍上甩，人
都飛上來了！

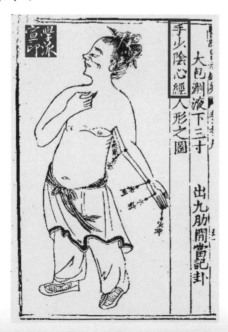

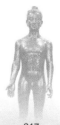

【心法】手少陰心筋勢

雙腿彈力，脊椎轉體，導氣灌頂，讓關節一節一節撐開。

　　手的振動力量，來自於雙腿彈力，用腳跟帶動腹部上提，讓動能脈絡延伸到兩手，用力振盪筋膜引動肌群，從背肌到肩膀的肌群。

　　犯錯點：沒用腳力，只有用手在拍，看起來就沒有力量。

　　功效：「頭部輕盈」。把血液送往腦部，有助於往後腦部、腦神經內壓的釋放，讓頭部輕盈，達到「柔弱無骨」之境。

3

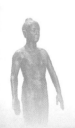

第六勢
手太陽小腸筋—消除耳鳴暈眩

力量集中，手的延伸，腰動起來，腰椎拉直，頭跟
著動起來。吸氣腰往後，吐氣腰往前，運用腰力。

手帶動熱，擠壓橫膈膜，往下延伸動能，讓關節一
節一節鬆開，讓腸道得到釋放。

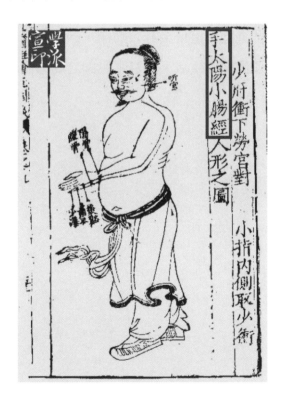

【心法】手太陽小腸筋勢

轉胯、轉腰、轉踝、轉末梢，脊椎一節一節打開，節節貫穿的柔行氣，做到「以柔用剛」。

帶動脊柱到肩、肘、手腕到五指的末梢，手到哪裡眼睛就到哪裡，頭跟著動，脊椎就跟著動。

犯錯點：腰沒有前後轉，動力軟弱、不到位。只用手在動，沒有用腹前推後縮，這樣就失去了功效。

功效：「消除耳鳴、眩暈」。用意念把全身的關節都鬆開，而鬆開的邏輯像是在畫一個圓圈。這是全身大動作，內在充滿氣的能量，達到按摩五臟六腑，以及達到神經組織、骨骼跟肌肉之間的協調，這個動作是很不錯的。

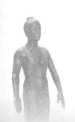

第七勢
足太陽膀胱筋—消水腫排廢物

太陽能內在的力量是什麼？

就是在兩隻手相對的頻率當中。

一手往前、一手往後繞著圓圈，

各自用不同的節奏畫著圓圈，

利用雙腿稍微帶動的力量，

微彎然後旋轉上去，

往上往下，動力交換。

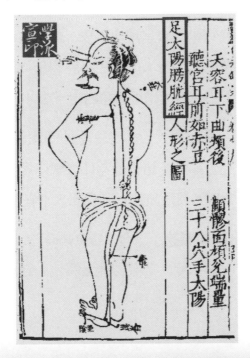

力量來源是胯關節！

表面上看是肩關節在動，事實上是胯關節在動。

而祕訣在於「命門穴」，

由命門穴的動力去帶動上去，動力是內縮的！

不能張牙舞爪，肩關節微微發力旋轉，放鬆自然。

完整放鬆，肩膀像座雲霄飛車，

下來自由落體，上去自在甩勁，下來力道鬆開。

【心法】足太陽膀胱筋勢
輕鬆愉快，自己當作風力發電機，身體當作太陽能。

腳趾扣抓，上半身轉動不會呈現出不穩。這時「命門穴」往內縮。回到腳力，再到腰力來帶動上半身，然後在肩胛的延伸過程當中，去感受自然甩勁上去的力道，下來的時候是很輕盈的滑下來才對。

犯錯點：做太快，動作很大，弄到最後關節磨損、受傷。不要做很快而耗損氧氣，反而更加緊繃了，這也是為什麼會有多人頸肩痠痛的原因！所有的動作太快，都會導致血液無法送到腦部，卡在肩頸這個區塊。

功效：「排除水腫跟廢物」。能大量的排汗，幫助排除毒素，代謝廢物，有規律地將多餘的水分、老廢物排出體外。對減肥瘦身也有很大的功效。

我們平常很少做肩肘下壓兩脅擠壓動作，把大自然的氣，從空中貫穿下來。要想像你是在一個宇宙當中、銀河系當中遨遊，用手把空中的能量，從逍遙遊的虛空當中、宇宙之間的氣抓下來，灌到橫膈膜。

手由上往下擠壓淋巴，頸部、胸椎與肩胛骨、肩關節乃至於肘關節、腕關節增加循環，動作完畢後，橫膈膜都鬆了！

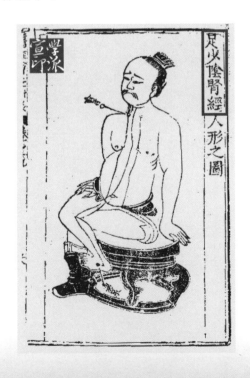

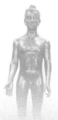

【心法】足少陰腎筋勢

空氣抓到橫膈膜，恍恍惚惚、似有似無，擠壓胸脅，氣能變成元氣。

　　越空越「盪」，盪的感覺是雙手打開一手往下擠壓、一手就往上推出去，接著再換另外一手往下擠壓、另一手往上推出去，是不是晃一晃有如恍恍惚惚的空空蕩蕩，就這樣擠壓來、擠壓去！

　　犯錯點：沒有強化肺呼吸，胸腔無力，呼吸太淺。

　　功效：「心臟有力了」。打開胸脅、心臟有力，入眠速度就快了！入眠不快，多是心臟無力，年紀大的人睡不好，就多做這個動作。

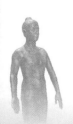

第九勢
手厥陰心包筋—讓腦部不缺氧

兩隻手就像變成兩條龍在「雙龍搶珠」，頭就是精
華的珠。把氣先鎖在「命門穴」練精化氣，先微蹲、
命門微縮，氣從命門出發，筋膜開轉。想像兩條龍
不斷地翻滾往上，是不是在搶珠、洗珠！

手腕鬆勁，肚子收縮。靠肩膀的氣收縮，然後練精
化氣，用手來帶動滾動，讓經絡有開有合，收縮可
把能量往上帶動。兩隻手相對的在胸前抱顆球旋轉，
各帶一顆球，到最後會合成一顆球。

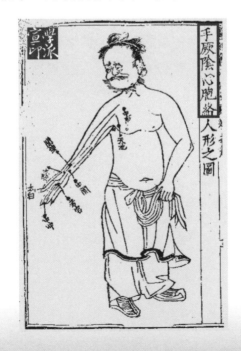

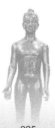

【心法】手厥陰心包筋勢
虛虛飄飄，頂天上去，意念提升，腳不是站在地球！

　　頂天立地的立，是站在地球外面那個大氣層，稱為虛空，這個腳是空的，腳不是站在地板上，就算快跌倒都沒關係，氣是感覺往上為主。千萬不要把腳抓在地上很重，抓在地上抓穩，氣就上不去了。

　　你是被大氣托著，托著撐上去，站在地球外面的大氣上是虛空的，大氣透過你意念的氣導引帶動上去，手腕不斷地翻轉再翻轉，用這個彈力翻轉帶動上去。頂天立地，帶動上去，讓自己像衝天一樣往上延伸到頭頂，頭頂就變成一片虛空、虛頂，帶動氣機往上，頭髮增長，生命力盎然。

　　犯錯點：腳太用力。手動但肚子沒有收縮，就沒辦法把氣擠壓上來，氣就無法擠壓上腦部，腦部沒有了氣，練習再多也沒有用。

　　功效：「腦瞬間獲得活力」。腦部有活力後肩膀放鬆了，手不麻、頭不痛，連失智症問題也會逐漸的改善，調整好。

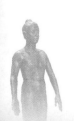

第十勢
手少陽三焦筋—舒暢全身氣血

需要去感受力量，

動力的來源是利用人體的力學。

從腰的後面蓄勢，前方丹田力是動力，

一個是蓄力，一個是動力，蓄力提供給動力，

手則是透過動能來帶動位能，

會把力量帶動到全身。

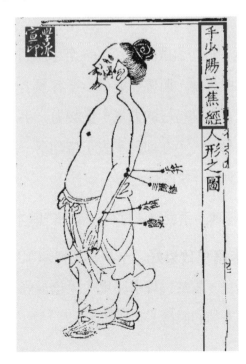

從胸口畫大圓，

慢慢的大最後到身體畫個大圓，畫五圈或六圈，繞

完後再到兩側胸側，跨步微屈，

雙手用力向上「耶！」擠壓力量在後腰，

再用腰的部分來畫大圓圈，

最後把氣放鬆下來，

做一個左右交叉的大師，好像在劈材。

【心法】手少陽三焦筋勢
蓄勢的力量在腰，發力是在雙拳。曲中求直、以柔用剛為技術。

　　蓄勢待發的力量。把力道做到極致，讓全身達到柔軟度，體驗到肌肉的強度，氣血循行四肢末稍，肌肉有能量，不容易老化，肌肉不會流失，肌肉關節比較有力量。蓄勢待發的力量，從腰力、手力到全身，好像手拿一個斧頭要往下劈木材，一手在前劈下去、帶動另一手在後往上，然後帶上來再劈下去，這個動作非常的巨大。

　　犯錯點：力量出不來。手就無法劈材，砍下去時木頭不會劈斷、劈開。

　　功效：「燃燒卡路里效果好」全身都獲得氧氣，心肺功能、腸胃功能及泌尿系統全部活化，對於燃燒卡路里效果也很好，想要減肥體重，這個很不錯。對於四肢末稍的循行，有幫助。

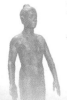

第十一勢
足少陽膽筋——真能排毒瘦身

骨骼衝突，膝蓋關節隱隱疼痛，或是感覺到胸口、
胸腔會疼痛！換句話說，是氣在難受，就要操作膽
經筋勢。

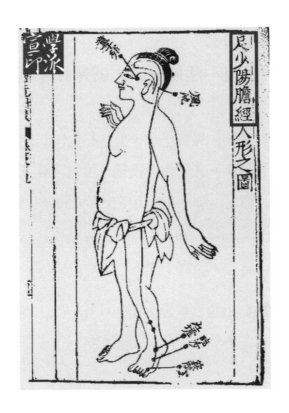

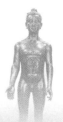

當肌肉都沒有獲得刺激，經絡也沒有獲得進一步強化，會導致代謝下降，全身會容易發福變胖，比方說水桶腰、蝴蝶袖與大腿肥胖等等。拉氣，把憋住的氣，透過側面膽經拉開，疼痛點也就改善了！

操作這個方法，除了你的下半身會變得比較挺直之外，身體的型態會更漂亮，肌肉也變得更有力。姿勢不良的人，把身體變成一顆球的方式來帶動，幫助矯正排毒瘦身！

【心法】足少陽膽筋勢
瞬間拉氣、拉回縮復，延伸拉氣，就像打一個身體的太極。

掌握拉伸，手腕迴旋、腰部扭動、重心移位，間接打通任、督二脈，要記得是先吐後吸再操作。先吐氣後吸氣，達到深層內壓的釋放。雙手如抱一顆大球在練氣，自己本身也在宇宙當中，達到身心靈合一的境界。

犯錯點：不要急。溫和操作越慢越好，在轉脊越慢越好，不宜沒有放鬆或是做太快。

功效：「**排毒瘦身**」。達到解毒、瘦身、矯正三位一體，同時燃燒脂肪，達到調整氣脈的效果，是很深層的！好好體驗。

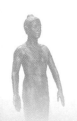

第十二勢
足厥陰肝筋——通經脈助排毒

口臭的問題是肝功能轉弱，

吃很多的食物來不及消化而造成肝臟的負擔，

產生口中異味。

先吐後吸，而且是吐的多吸的少、吐的長吸的短，

全身放鬆、自然呼吸！

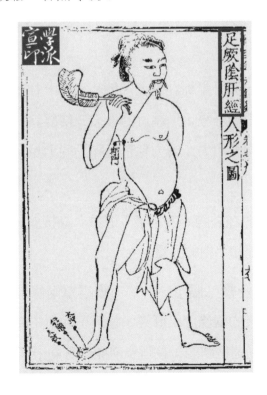

身體從「命門穴」的角度彎折下去後，

開始左右擺動，會起到吐濁的功效。

臉部要保持笑容放鬆，

保持笑容可增加身體的輕鬆度，

操作上有笑容，舌抵上顎，接通任、督二脈。

用腹式呼吸，小腹自然呈現凹陷，

就好像臟腑的所有濁氣，都能透過嘴巴吐出來。

【心法】足厥陰肝筋勢
噓噓噓噓，全體透空，無形無象，虛靈妙境，就無需伸筋拔骨了。

　　手向宇宙延伸，腳趾是抓在地上、地心延伸。往下擠壓會發熱，丹田有了氣，就回到丹田的肝經，是循行的最後一條經絡。往下彎曲就回到氣引下丹田。不要在胸腔用力，發力點是從腳勁的力量，最後甩出去的力道是四肢末稍力量。

　　犯錯點：重心放在肩膀，就錯了！把重心直接放在腰部這邊也錯了！是在兩端轉移，腳趾和手指的力量。

　　功效：「**打通任督二脈**」。肝經、膽經這兩條經，是在練習所謂打通任督二脈，小周天的兩條經，肝經、膽經是晚上子時十一點到三點，靈性時間，要能夠達到這個狀態，在睡覺前操作身體很好。

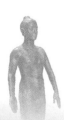

收功勢
任脈白鶴亮翅－骨盆歸位法

　　骨盆需要腿力來支撐，大腿骨鞏固著骨盆腔！兩手
白鶴亮翅控制著兩側仙骨，左手舉上去，事實上左
邊的骨盆就輕鬆，右手上舉右邊的骨盆就輕鬆，在
《易經筋》的收功勢，讓骨盆收到端正，才不會因
為打《易經筋》到最後沒有歸位。

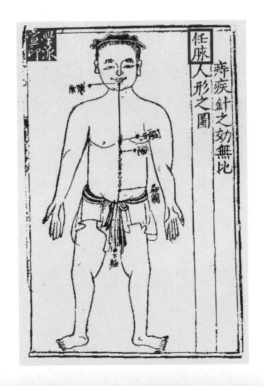

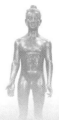

【心法】任脈白鶴亮翅勢

無形如大氣。十年練功，十年養氣，善變無形又無窮，不疾而速得真氣。

　　像大鵬展翅！微蹲後雙手慢慢往上帶動，下來的時候往下慢慢微蹲，蹲到不能再蹲為止，然後再慢慢用雙手帶上去，反覆操作，看起來非常簡單，像是在空中展翅飛翔，擴展你的胸。

　　犯錯點： 重心放在四肢。重心要回到丹田，丹田有力才達到手臂展翅的效果，像大鵬鳥般的力量飛動。

　　功效：「產生唾液津液」。 吸吐的目地是要煉丹，丹是唾液調整陰陽的不平衡。唾液津液是一種轉化酶，變成動力來源，當你練功練到最候口乾舌燥，這就叫做無氧運動。有了唾液送往膻中，心臟就舒服，送往丹田，泌尿系統就沒有問題！人到老的時候，心臟沒問題，泌尿系統、排便都沒問題，從一個小周天變成《易經筋》大周天，對所有疾病，達到預防與治療的雙重效果。

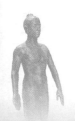

小結
打一套你自己的《易經筋》

　　這套方法是一套筋膜的彈力訓練，重塑你的筋骨，讓筋膜連動你全身身體的神經及淋巴系統，徹底解決你所有的病痛。在練習《易經筋》十四勢當中，出現痠痛是正常的！達到全身舒暢、心情愉悅，保持健康的體態，這也是必然的！

　　修練中「保持重心，不要偏移，保持中線」，其實是說，你身上的正氣來自於「心正」，才能擁抱大能量變成你自己。因此打一套你自己的《易經筋》後，感謝天地、感謝這一切，要對身上每一條經絡說聲謝謝！謝謝肝經、心經，謝謝身體，要心存感恩！只有心存感恩的人，內在的經絡才會有氣來推引，並且與天地的正氣相應。

　　當氣在運轉，人體有宇宙的光芒，銀河間存在與你一樣的氣場，相對應來擁抱著你，會感覺到更加的逍遙！感覺到自己的病氣在那裡，同時也感覺到要練習那條筋，會把不好的雜念跟病氣排出。

　　希望透過練習，隨時變成免費教學的功法，在全國、全世界，各個公共場所去教功，練好後教每一個人功法，傳遞給全世界的人，去認識兩千多年前達摩的易筋經，現在有經絡拳《易經筋》，找回自己身體的感受力，也找回自己生命最原始的生命力！

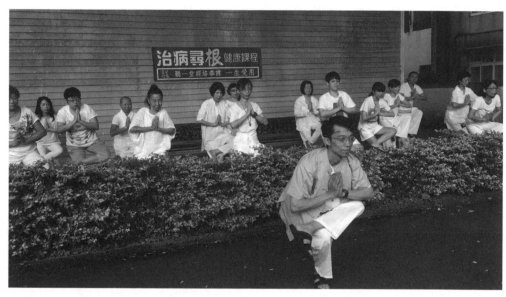

示範老師 郭古一 / 易經筋總教練 / 經絡拳療癒師

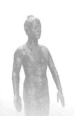

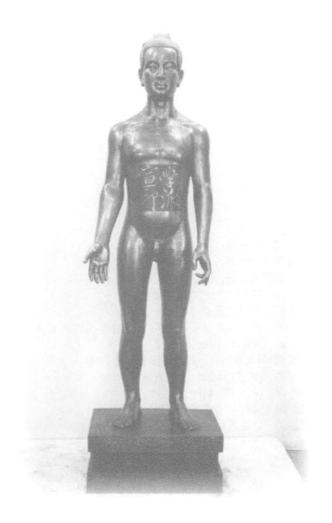

國家圖書館出版品預行編目資料

治病尋根／宣印著.
－－第一版－－臺北市：宇炯文化 出版；
紅螞蟻圖書發行，2018.01
面 ； 公分－－(Lohas；17)
ISBN 978-986-456-298-5（平裝）

1.經絡療法 2.運動健康

413.915　　　　　　　　　　　　　106023202

Lohas 17

治病尋根

作　　　者／宣　印
發 行 人／賴秀珍
總 編 輯／何南輝
美術構成／沙海潛行
校　　　對／周英嬌、MARS
出　　　版／宇炯文化出版有限公司
發　　　行／紅螞蟻圖書有限公司
地　　　址／台北市內湖區舊宗路二段121巷19號(紅螞蟻資訊大樓)
網　　　站／www.e-redant.com
郵撥帳號／1604621-1　紅螞蟻圖書有限公司
電　　　話／(02)2795-3656（代表號）
傳　　　真／(02)2795-4100
登 記 證／局版北市業字第1446號
法律顧問／許晏賓律師
印 刷 廠／卡樂彩色製版印刷有限公司
出版日期／2018年 01 月　第一版第一刷

定價 300 元　港幣 100 元

ISBN　978-986-456-298-5　　　　　　Printed in Taiwan